現場でチラ見
産婦人科エコー

谷垣伸治 著
国立成育医療研究センター
周産期・母性診療センター 産科，教育研修部

診断と治療社

はじめに

「産婦人科を楽しんでいますか？
　お客さんになっていませんか？」

　産婦人科ローテ中のみなさんがお客さんになる原因に，産婦人科研修が短期間であること，日常診療が内診や胎児スクリーニング等，教育に時間を要するものが基本であることがあげられる．内診は，かつて"指先に目がついている"と称されたが，今日では超音波プローブの先に目がついている．いや超音波検査が目そのものであると言ってよい．もはや超音波検査がわからなければ，何も見ていないのに等しくなってしまった．それにもかかわらず，短期間の研修だから，どうせ産婦人科医になるのではないのだからと，学ぶ側，教える側とも諦めてはいないだろうか．

　本書は，学ぶ側が産婦人科超音波検査をわかるだけでなく，教える側の負担軽減も狙っている．長年教育を担当してきた自分にとり，悲願の一冊である．本書では，従来のアトラスではなく，より実用性を高めるためアルゴリズムを随所に組み入れた．ビギナーがステップを踏んで診断でき，かつ短期間で鑑別診断を含めた理解ができるようになることを目標とした故である．この本を手に取りながら，超音波検査ひいては産婦人科を楽しんで欲しい．そして，研修医のみなさんであれば産婦人科に興味を持ち，我々の仲間になってくれることを期待する．

　また研修医だけでなく，産婦人科エコーの初心者，臨床検査技師のみなさんにもぜひ手に取っていただき，"現場でチラ見"しながら産婦人科超音波をマスターしてほしい．

　最後に，追い込まれないと力が発揮できない自分を導いてくださった，診断と治療社 川口晃太朗さん，道西絵美さん，若手の貴重な意見を下さった国立成育医療研究センター 林田愛唯医師，後藤由紀技師に深甚の謝辞を捧げます．

2015年3月
国立成育医療研究センター病院
周産期・母性診療センター　産科，教育研修部
谷垣　伸治

目次

1章　超音波検査の基礎知識
　超音波装置の特徴と使い方 ……………………………………… 2

2章　婦人科における超音波検査の実際
A〔総論〕
　1　骨盤内臓器（子宮・卵巣） …………………………………… 10
　2　卵胞発育と排卵，月経周期による子宮内膜の変化 ………… 12
B〔異常編〕
　1　子宮筋腫・子宮内膜ポリープ ………………………………… 14
　2　子宮内膜症・子宮腺筋症 ……………………………………… 16
　3　卵巣腫瘍 ………………………………………………………… 18
　4　子宮体癌（子宮内膜癌） ……………………………………… 22
　5　子宮奇形 ………………………………………………………… 24
C〔緊急を要する所見・徴候〕
　産婦人科1・2次救急診断アルゴリズム ……………………… 26
　1　異所性妊娠 ……………………………………………………… 28
　2　卵巣腫瘍茎捻転・破裂 ………………………………………… 30
　3　骨盤内炎症性疾患（PID） …………………………………… 32
　4　卵巣出血・出血性黄体嚢胞 …………………………………… 34

3章　産科における超音波診断の実際
A〔総論〕
　1　妊娠初期 ………………………………………………………… 38
　2　多胎妊娠 ………………………………………………………… 40
　3　NT (nuchal translucency) …………………………………… 42
　4　胎児計測 ………………………………………………………… 44
　5　FGR（胎児発育不全） ………………………………………… 46
　6　胎児形態異常スクリーニング ………………………………… 48

目次

B〔スクリーニングと異常〕

- **1 頭部**
  - ① 円形，突出する病変なし …………………………… 50
  - ② midline が連続している …………………………… 52
  - ③ 側脳室・CM (大槽) ＜10 mm …………………… 54
- **2 顔面** 唇裂がない ………………………………………… 56
- **3 胸部** 心臓以外の低エコーなし ………………………… 58
- **4 心臓**
  - ① 胃と同側に心臓がある
    ―位置，軸，大きさのバランス ……………… 60
  - ② 3 vessel view ― 3 vessel trachea view ……… 64
- **5 腹部**
  - ① 胃と膀胱以外の囊胞像なし ……………………… 68
  - ② AC ＞−2 SD ……………………………………… 70
- **6 四肢** FL ＞−2 SD ……………………………………… 72
- **7 脊椎** 突出する病変なし―側彎なし …………………… 74
- **8 胎児付属物 (羊水，臍帯)**
  - ① 2 cm＜MVP＜8 cm ……………………………… 76
  - ② 臍帯動脈は 2 本 ………………………………… 78
- **9 胎盤**
  - ① 厚さの異常―胎盤早期剥離 ……………………… 80
  - ② 位置の異常―前置胎盤，前置血管 ……………… 82
- **10 子宮頸管** ……………………………………………… 84

C〔胎児 well-being の評価〕

- **1 胎児血流計測** ………………………………………… 86
- **2 BPS (biophysical profile scoring)** ………………… 90
- **3 分娩時** ………………………………………………… 92

巻末資料

- ① 胎児形態異常スクリーニングチェックシート ………… 96
- ② 超音波所見と疑われる疾患　スクリーニング項目対比表 …… 97
- ③ 心臓の超音波スクリーニングに適した設定条件 ……… 98
- ④ 本書で使用される略語一覧 ………………………………… 99
- ⑤ 子宮奇形の分類 (米国不妊学会) ………………………… 100

索引 ……………………………………………………………… 101

1章
超音波検査の基礎知識

1章 — 超音波検査の基礎知識

超音波装置の特徴と使い方

❤ 装置の全体像 Voluson E8

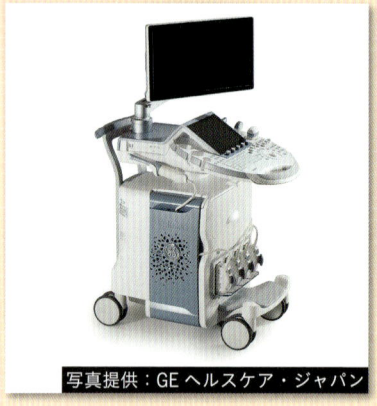

写真提供：GE ヘルスケア・ジャパン

❤ 経腟走査法と経腹走査法

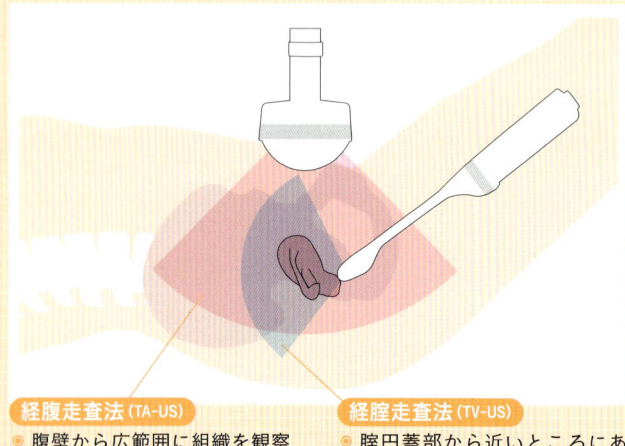

経腹走査法 (TA-US)
- 腹壁から広範囲に組織を観察

経腟走査法 (TV-US)
- 腟円蓋部から近いところにある子宮・付属器を観察

◆ 経腟走査法と経腹走査法の特徴

	経腟走査法	経腹走査法
周波数	5～7.5 MHz	3.5～5 MHz
焦点距離	2～8 cm	10 cm 前後
膀胱充満法	画像劣化の原因	必要なことが多い

膀胱充満法
- 膀胱に尿を貯めておくことにより，液体内は超音波が直進するという性質を利用し，より広範囲の所見を得ることができる

経腟走査法

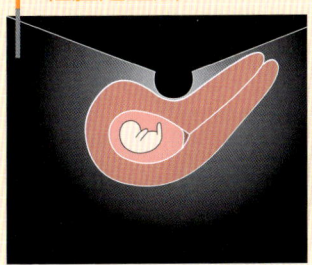 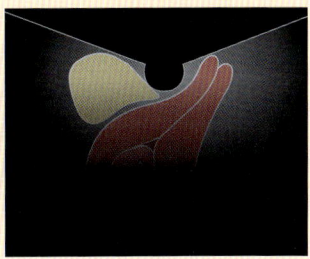

- 経腟走査法では膀胱充満法を用いると対象とプローブとの間に距離ができることから，画像が見えにくくなる

◆ 各走査法の対象

	経腟走査法	経腹走査法
産科	妊娠初期 (異所性妊娠含む) 子宮頸管 前置・低置胎盤 先進部 (足や臍帯)	妊娠中期以降
婦人科	子宮：位置・形態，内膜，小さい腫瘍，粘膜下病変 卵巣：卵胞発育，小さい卵巣腫瘍 膀胱内病変，ダグラス窩	比較的大きい 子宮・卵巣腫瘍 (手拳大以上)

1章 — 超音波検査の基礎知識

≫ プローブの持ち方

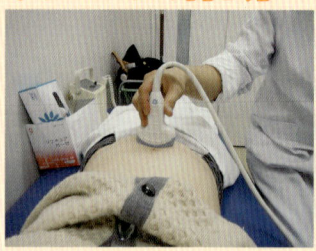 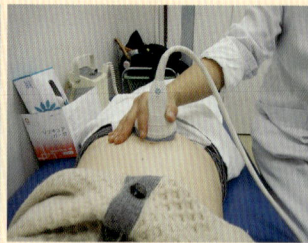

- 拇指と示指でプローブを持ち，残りの指で患者腹壁に固定

≫ きれいな画像の出し方—装置の各種調整方法

Step 0　操作の前に…

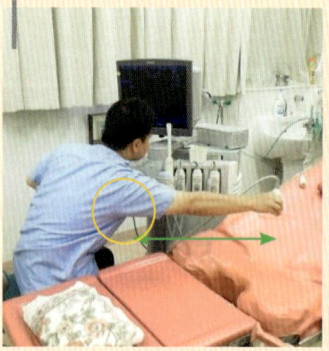 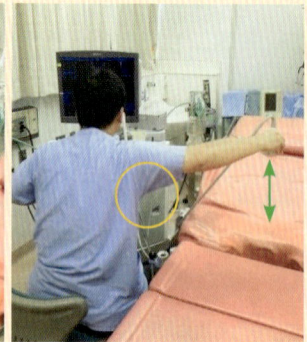

- 脇を締める＝台の高さ，患者，妊婦さんとの距離を調整する
- 電気を消す＝画像が鮮明になる

操作パネルの使い方

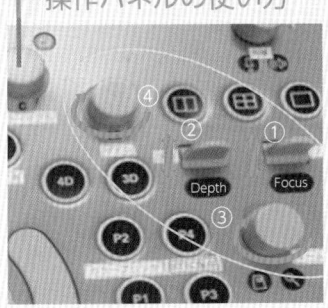

- ビギナーが操作してよいのは ①, ②, ③, ④だけ
- ① Focus ＝ピント
- ② Depth, ③ Zoom ＝大きさ
- ④ Gain ＝明るさ
- ※スイッチの種類, 操作法は機種により異なる

Step 1　ピント＝① Focus

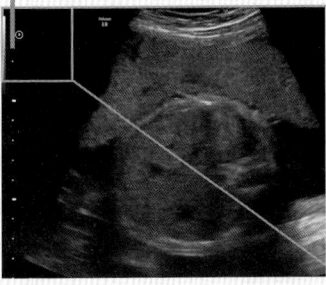
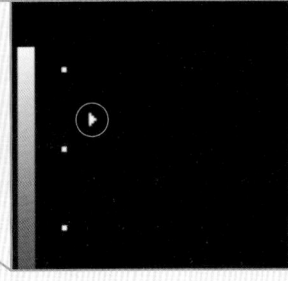

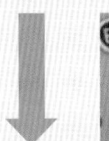

- この▶マークが Focus の位置（深度）を示す

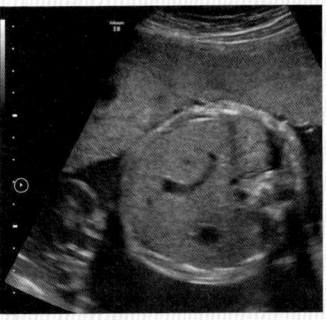

- 見たいところに Focus を合わせる
- Focus が複数の深度に合わせられる検査装置も多い

1章 — 超音波検査の基礎知識

Step 2　大きさ＝② Depth，③ Zoom

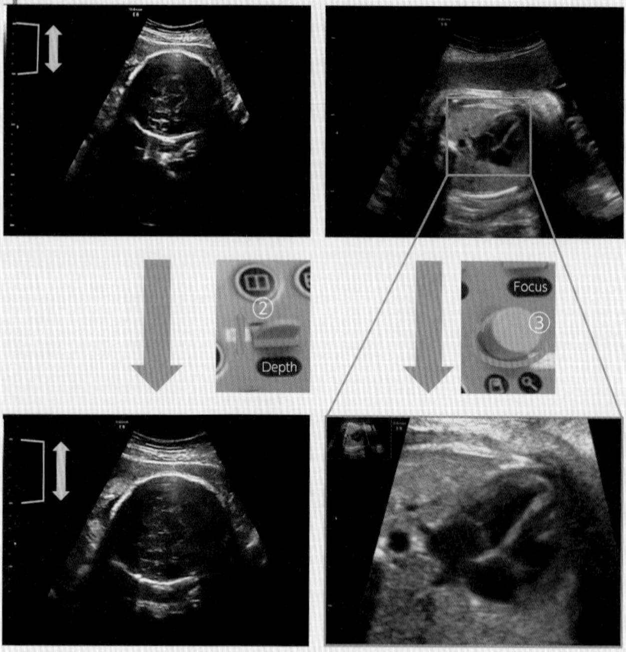

- ② Depth で画面全体を拡大
- 左横のメモリの幅が大きくなったのがわかる

- ③ Zoom で見ようとする範囲のみを拡大する

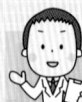

for beginners

➡ いきなり見ようとする部分を拡大するのではなく，まず① Focus を合わせ，② Depth で全体を拡大してから③ Zoom する

Step 3 明るさ＝④ Gain

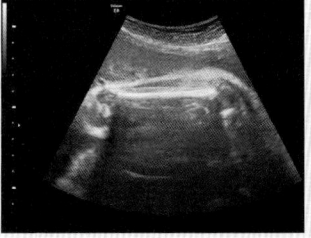
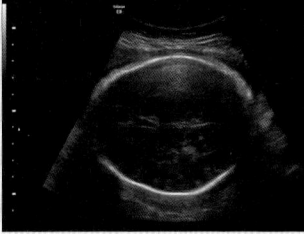

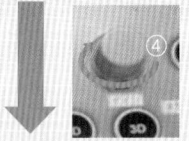
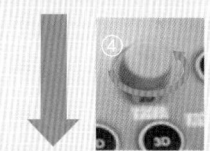

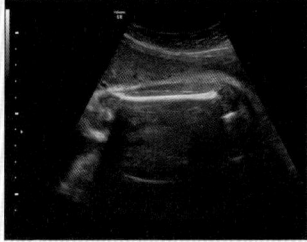
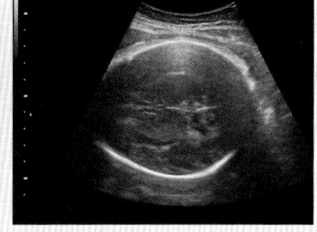

- 一般的には明るくしすぎない＝④ Gain を下げるほうが，コントラストがつき，見やすい画像になることが多い

- 頭蓋内のように組織によっては④ Gain を上げたほうが見やすいものもある

for beginners

➡ Gain は上げすぎるとノイズも増幅されてしまい，見えにくい画像になる

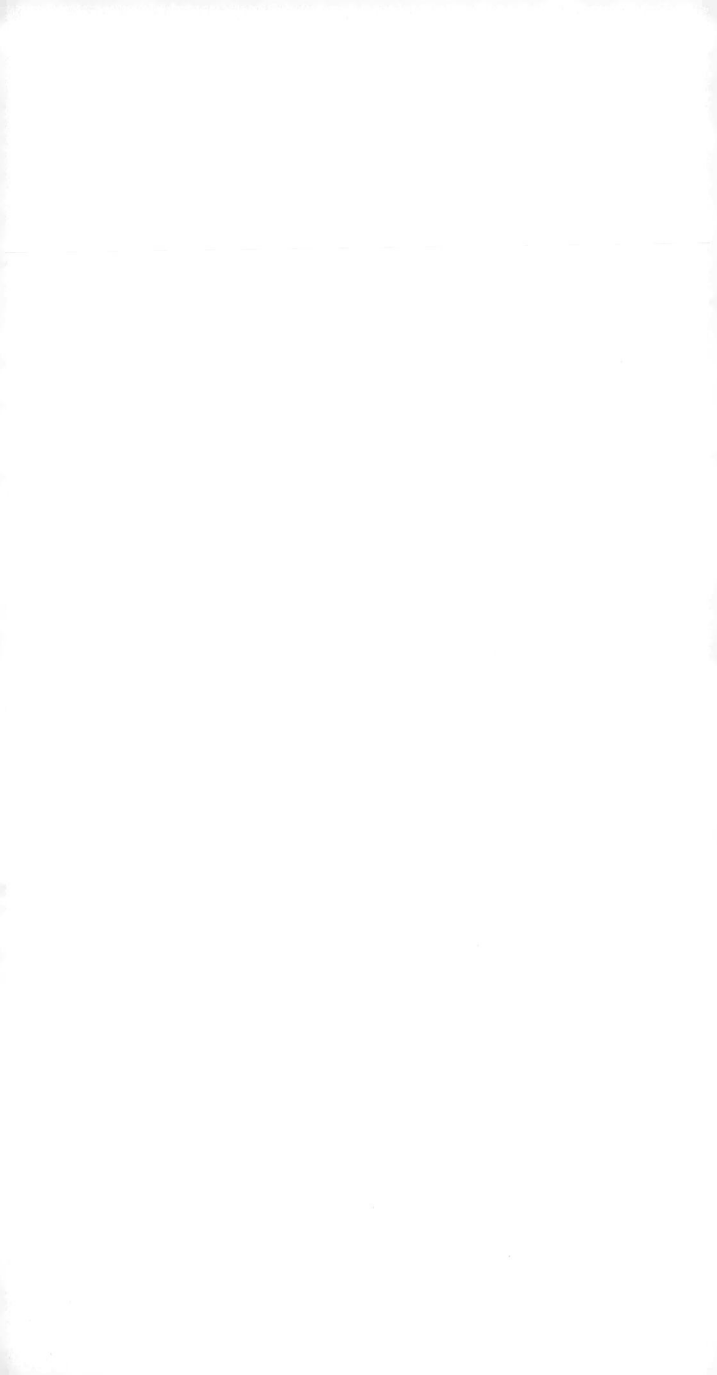

2章
婦人科における超音波検査の実際

2章 — 婦人科における超音波検査の実際

1 骨盤内臓器（子宮・卵巣）

❯❯ 非妊時子宮

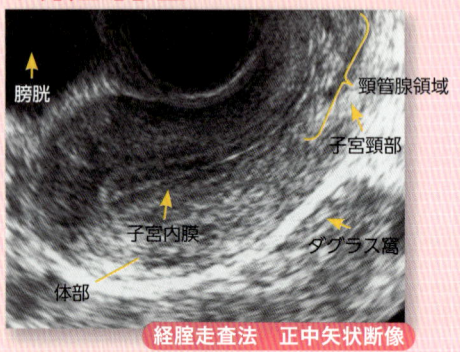

経腟走査法　正中矢状断像

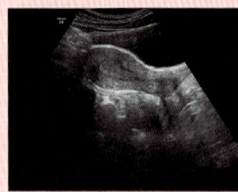

経腹走査法による子宮

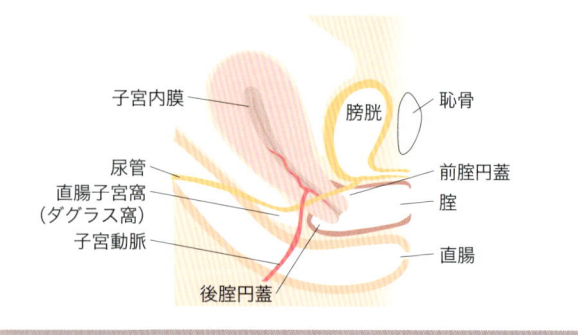

- 男性経験のない場合や小児の場合は，経腟プローブを直腸内に挿入し検査することもある

総論 A

≫断面による見え方の違い

経腟走査法による矢状断面

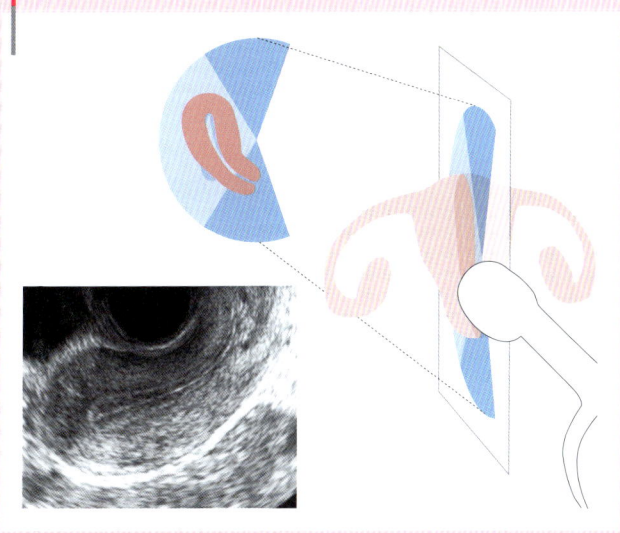

前額断面（前面平行面）―経腟走査法でのみ得ることができる

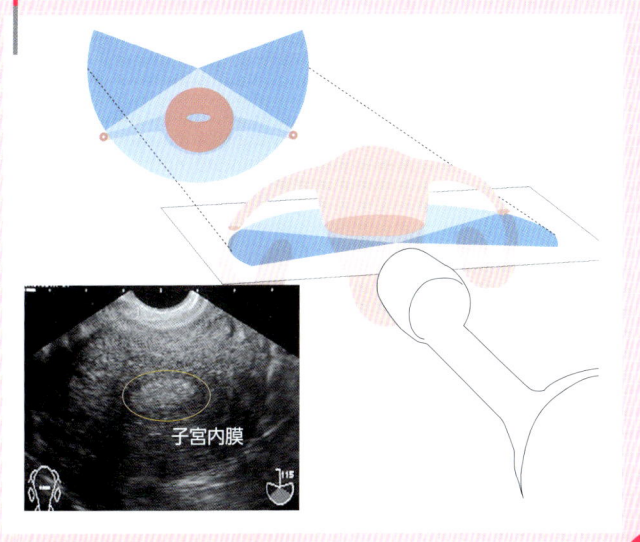

子宮内膜

2章 ― 婦人科における超音波検査の実際

12 卵胞発育と排卵，月経周期による子宮内膜の変化

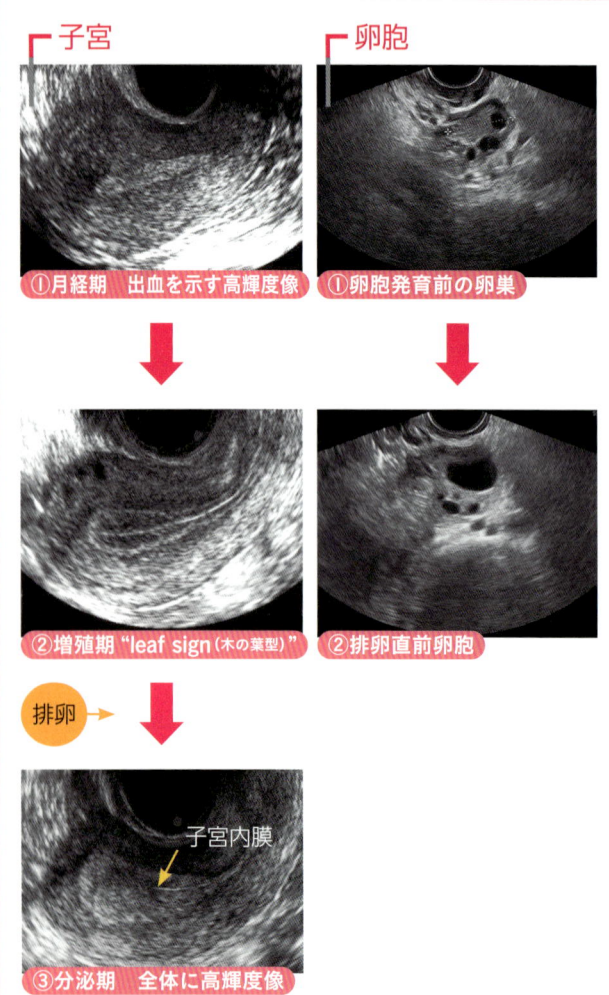

総論 A

ここが Point！

❗ 子宮内膜と卵巣は月経周期，使用薬剤を鑑みて評価する

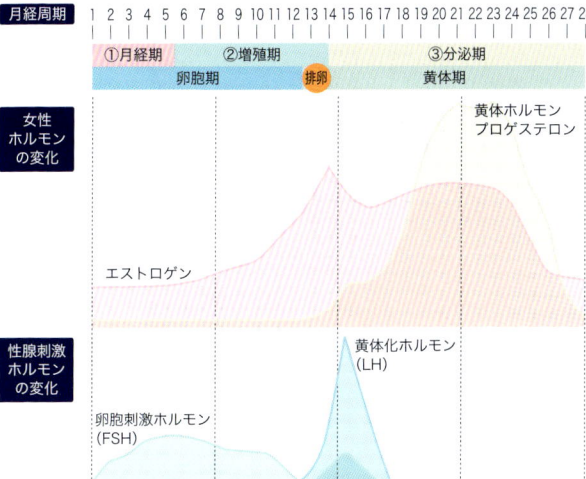

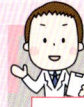 **for beginners**

→ 経腟プローブを大きく左右に振り，骨盤内をダイナミックに観察

→ 腸管と付属器との鑑別は，蠕動運動や内容物の移動像から可能

→ プローブを持たないほうの手で側腹部を圧迫すると描出の一助となる

2章 — 婦人科における超音波検査の実際

1 子宮筋腫・子宮内膜ポリープ

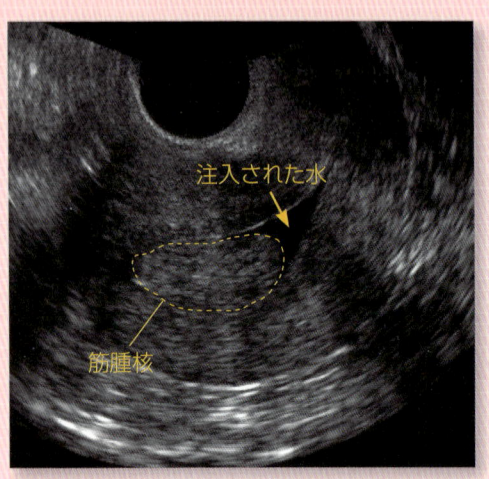

注入された水

筋腫核

粘膜下筋腫

矢状断像

- 子宮腔内に水を入れることにより粘膜下筋腫が明瞭に認められる（sonohysterography）

子宮筋腫の3分類

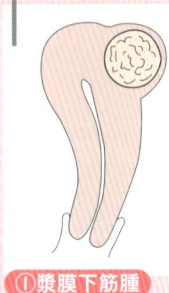

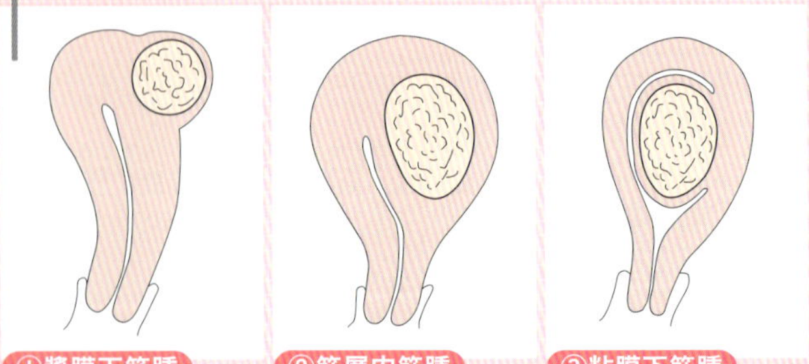

① 漿膜下筋腫

② 筋層内筋腫

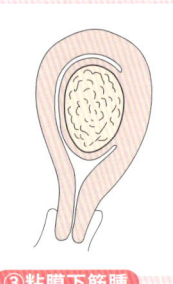

③ 粘膜下筋腫

- 症状の割に画像所見に乏しい

異常編 B

ここが Point！

❗ 子宮筋腫は位置や大きさ，過多月経や貧血の症状，年齢や挙児希望などによって治療方針を決定する

粘膜下筋腫の診断

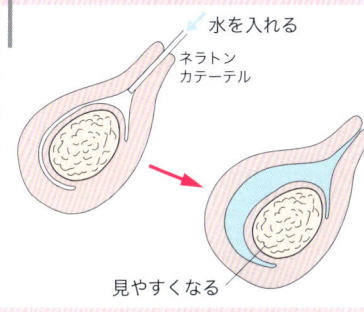

① **SHG** (sonohysterography)
- ネラトンカテーテルを使用し，子宮腔内に水を入れた状態で超音波を行う
- 子宮内膜ポリープの診断にも有用

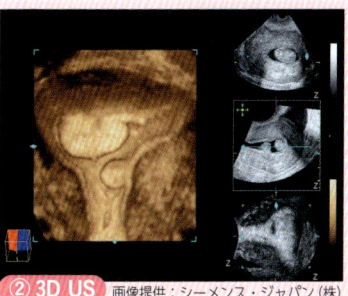

② **3D US** 画像提供：シーメンス・ジャパン(株)
- 以前は子宮卵管造影を行っていたが，最近 3D US が用いられるようになってきた

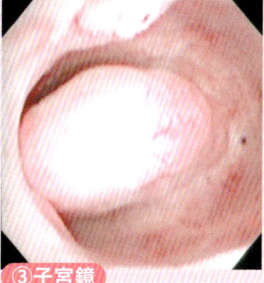

③ **子宮鏡**
- 内腔に突出する粘膜下筋腫が認められる

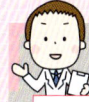

for beginners

➡ 過多月経の場合は，粘膜下筋腫を疑うことが重要
 → SHG を行う

➡ SHG に用いる水の量は 10〜20 cc 程度

2章 — 婦人科における超音波検査の実際

12 子宮内膜症・子宮腺筋症

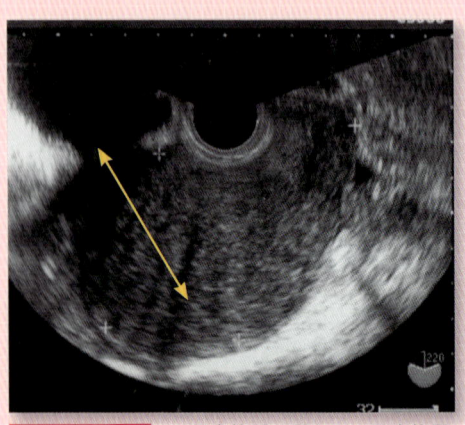

子宮腺筋症

矢状断像

- 子宮筋腫と異なり，子宮筋層は境界不鮮明なびまん性の肥厚像あるいは腫瘤様の像を呈する
- 病理学的には子宮筋層内に異所性子宮内膜組織を認める

◆ US と MRI の画像所見の対比

	US	MRI
画像所見	低輝度と高輝度領域が混在 子宮筋層の厚さの増大	Junctional zone の限局性肥厚 Junctional zone から連続して筋層内に存在する低輝度像のなかに高信号巣が存在

異常編 B

> ここが Point！
>
> ❗ 内診時に子宮の増大を認めた場合には，子宮筋腫，子宮腺筋症を疑う

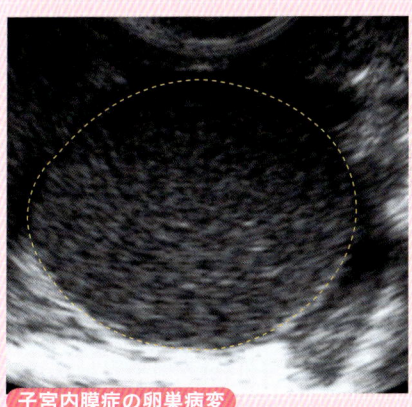

子宮内膜症の卵巣病変
- 子宮内膜症性嚢胞
- Ⅱ型卵巣腫瘍，俗にチョコレート嚢胞といわれる

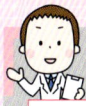

for beginners

→ 良性疾患経過観察中の悪性疾患の発生に注意する

→ 筋腫，肉腫との鑑別は US では困難．MRI が有用

3 卵巣腫瘍

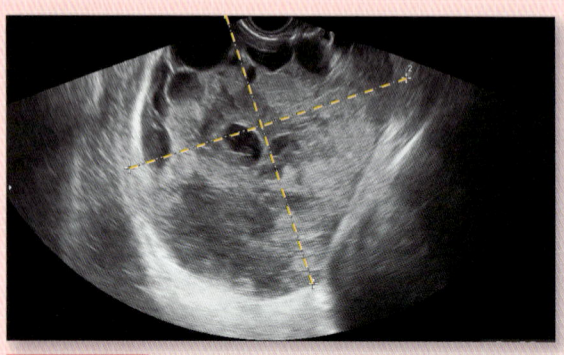

卵巣癌
(V型卵巣腫瘍)

● 長径 10 cm 以上の卵巣腫瘍が画面の大半を占めている

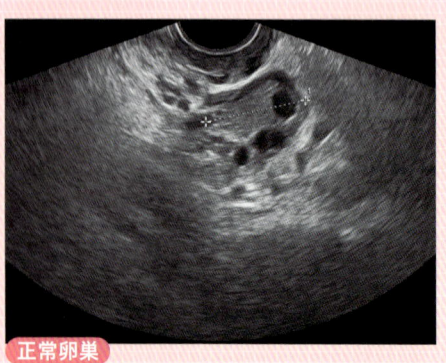

正常卵巣

異常編 B

◆ 卵巣腫瘍のエコーパターン分類

型	パターン	特徴	悪性・境界悪性である可能性
I	嚢胞性パターン	内部エコーなし 隔壁の有無は問わない	いずれも3%以下
II	嚢胞性パターン	内部エコーあり	
III	混合パターン	中心・辺縁に充実性部分 細顆粒内部エコーを認める	
IV	混合パターン 輪郭不整な充実性部分	嚢胞性優位	53%
V	混合パターン 充実性優位		70%
VI	充実性パターン		31%

(日本超音波医学会, 2000年の公示を元に作成)

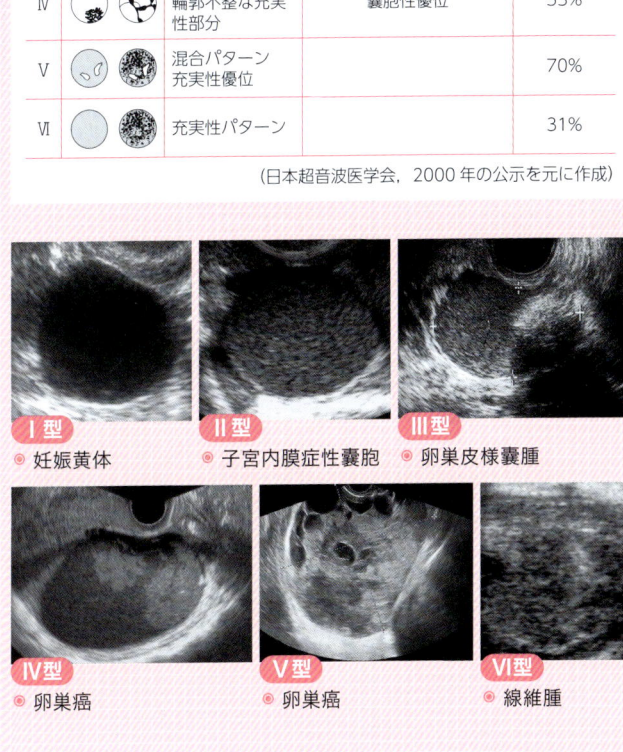

I型 ◉ 妊娠黄体
II型 ◉ 子宮内膜症性嚢胞
III型 ◉ 卵巣皮様嚢腫
IV型 ◉ 卵巣癌
V型 ◉ 卵巣癌
VI型 ◉ 線維腫

2章 — 婦人科における超音波検査の実際

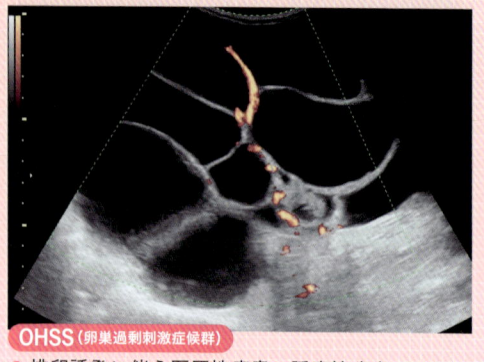

OHSS（卵巣過剰刺激症候群）
- 排卵誘発に伴う医原性疾患，腫瘍性病変ではない

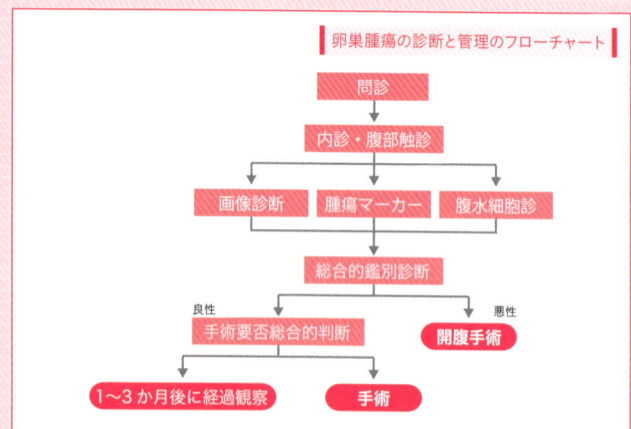

異常編 B

ここが Point！

❗ 臨床的診断精度には限界がある

❗ 一般に悪性を疑わせる所見は，充実性構造，腫瘤壁から突出する乳頭状構造，充実部分と囊胞部分の混在など

❗ 悪性→隔壁・充実部に血流，良性→外壁に血流が認められることが多い

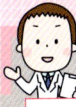

for beginners

➡ solid part があれば，悪性腫瘍を考える

➡ 見えないときにはプローブを 90°回転させる

➡ 発育の速さを把握するために，1〜3 か月後に検査を行う

2章 婦人科における超音波検査の実際

4 子宮体癌（子宮内膜癌）

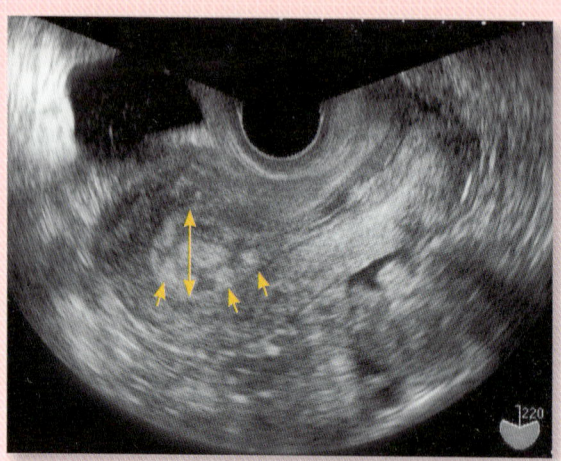

- 内膜の肥厚と乳頭状の突出像（⇨）

子宮体癌
矢状断像

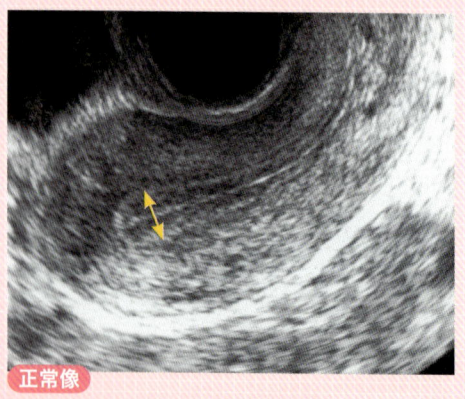

正常像

異常編 B

ここが Point !

❗ **子宮体癌（子宮内膜癌）の診断には子宮内膜の厚さの測定が参考になる**

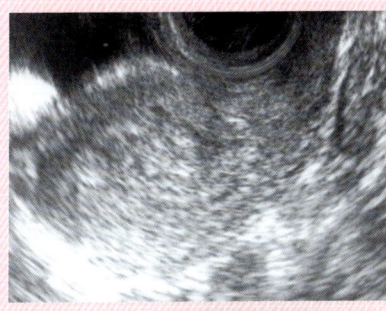

● 内膜像が消失している

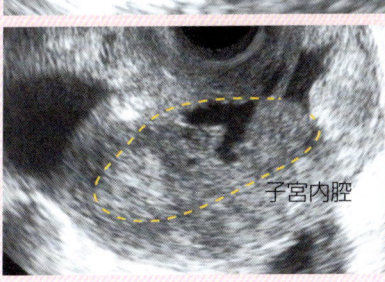

子宮内腔

子宮体癌

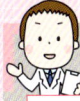

for beginners

➡ 子宮内膜の厚さは，子宮の矢状断（長軸断）の最も厚い部分を測定する

➡ 閉経後に不正出血があり，内膜肥厚像が認められた場合には，子宮内膜増殖症あるいは子宮体癌（子宮内膜癌）の存在を疑う

➡ 米国産科婦人科学会（ACOG）では，子宮内膜の厚さが 4 mm 以下であれば子宮内膜生検は不要としている

2章 ― 婦人科における超音波検査の実際

5 子宮奇形

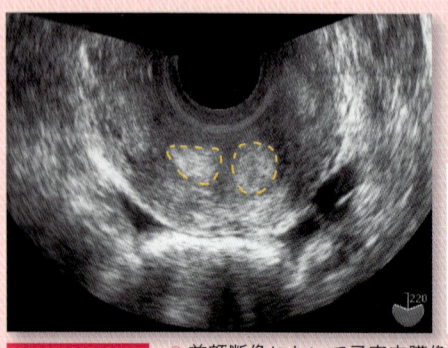
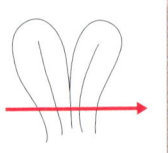

双角子宮
前額断像

- 前額断像において子宮内膜像が2つに分かれていることが認められる＝子宮内腔が2つ存在することを意味する

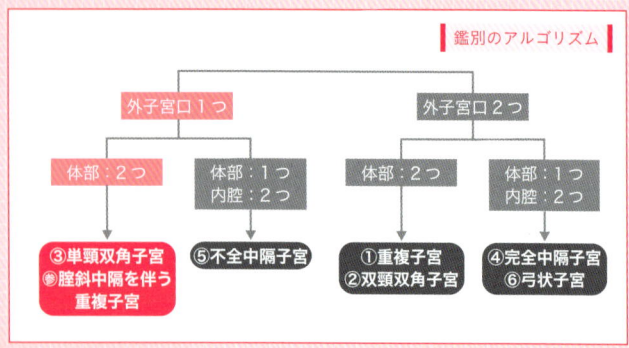

| 鑑別のアルゴリズム |

外子宮口1つ
- 体部：2つ
  - ③単頸双角子宮
  - ⑧腟斜中隔を伴う重複子宮
- 体部：1つ 内腔：2つ
  - ⑤不全中隔子宮

外子宮口2つ
- 体部：2つ
  - ①重複子宮
  - ②双頸双角子宮
- 体部：1つ 内腔：2つ
  - ④完全中隔子宮
  - ⑥弓状子宮

※番号は次ページJarchoの分類と対応

24

異常編 B

ここが Point!

❗ 月経障害，不妊，不育症の場合は子宮奇形を疑う

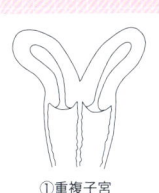
①重複子宮

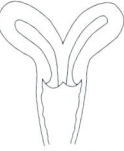
②双頸双角子宮

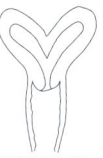
③単頸双角子宮

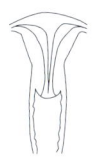
④完全中隔子宮

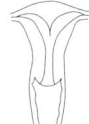
⑤不全中隔子宮

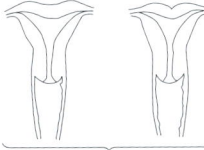
⑥弓状子宮

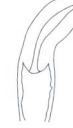
⑦単角子宮

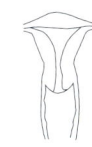
⑧正常

Jarcho の分類　　※米国不妊学会の分類は巻末資料 (p.100) 参照

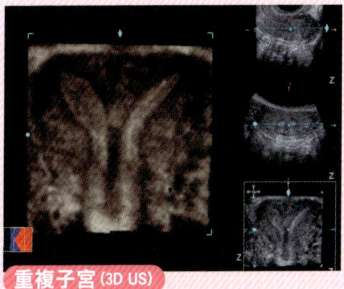

重複子宮 (3D US)
画像提供：シーメンス・ジャパン (株)

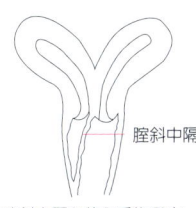
腟斜中隔

腟斜中隔を伴う重複子宮

分類外　参考

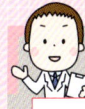

for beginners

→ 内腔が 2 つ確認できれば必ず精査を行う

→ 子宮の外形の評価は MRI が有効

→ 近年は 3D US が有用

25

2章 — 婦人科における超音波検査の実際

産婦人科1・2次救急診断アルゴリズム

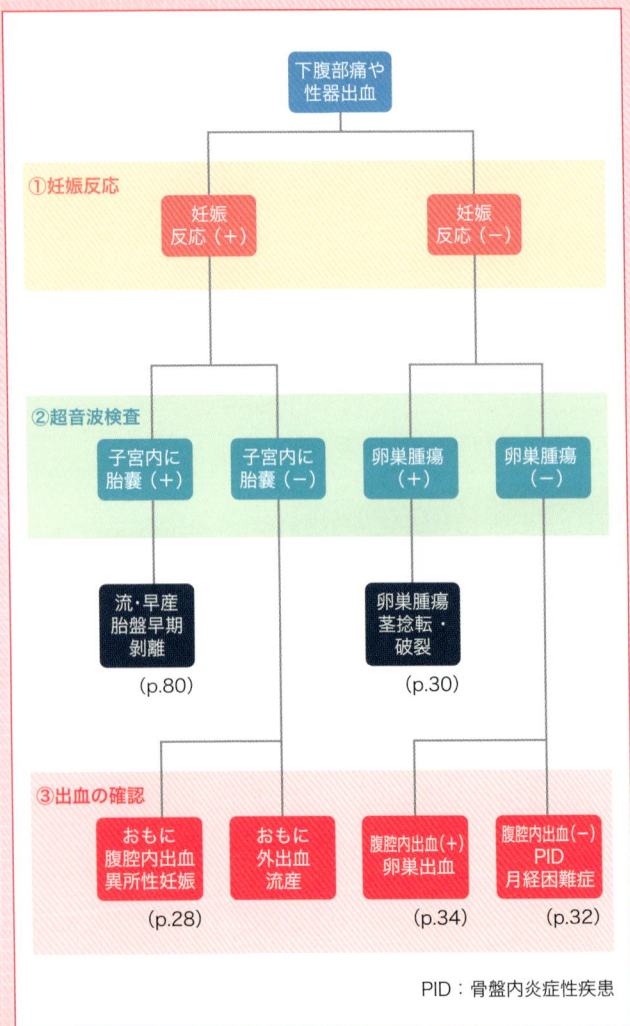

PID：骨盤内炎症性疾患

緊急を要する所見・徴候 C

ここが Point！

- 産婦人科1・2次救急では，下腹部痛と性器出血への対処をおさえる
- 妊娠反応により，疾患の半数が否定される
- 緊急を要する疾患は限られている

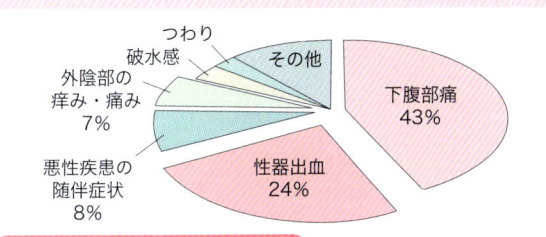

産婦人科1・2次救急患者の主訴
（杏林大学医学部付属病院 2008 年）

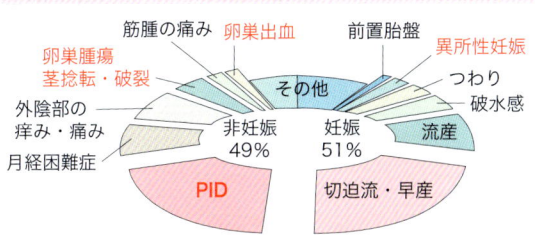

下腹部痛，性器出血を主訴とした患者の診断
赤字は緊急手術を要した症例を含む疾患
（杏林大学医学部付属病院 2008 年）

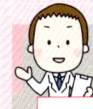

for beginners

→ 救急外来では，確定診断は不要．緊急を要する患者のみを抽出し，時期を逸せず専門医に委ねる

→ 経時的な観察が診断の一助となり，超音波検査が有効である

2章 — 婦人科における超音波検査の実際

1 異所性妊娠

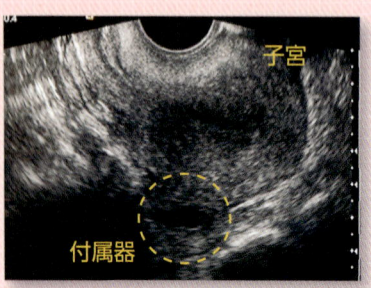

異所性妊娠
妊娠6週

- 子宮内腔に胎嚢(GS)を認めず，付属器領域にGSを認める
- 異所性妊娠は全妊娠のおよそ1%．着床部位は95〜98%が卵管，その他卵巣，子宮頸管，腹膜，大網，肝臓表面等がある

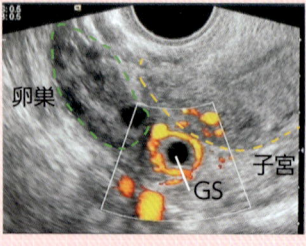

カラードプラ法
- カラードプラ法を用いるとGSが見つけやすくなる

◆ 異所性妊娠のリスクファクター

リスクファクター	オッズ比
卵管形成術	21.0
卵管不妊手術	9.3
異所性妊娠の既往	8.3
子宮内避妊具	4.2〜45
不妊症	2.5〜21.0
骨盤内感染症（クラミジアなど）の既往	2.5〜3.7
複数のパートナー	21
開腹術の既往	0.93〜3.8
喫煙	2.3〜2.5

緊急を要する所見・徴候 C

ここが Point！

! カラードプラ法が GS の検索に有効，feeding artery を描出するほうが容易

! 血清 hCG が 2,000mIU/mL 以上，かつ子宮内に GS 未確認の場合，正常妊娠を見逃す確率は 1％以下

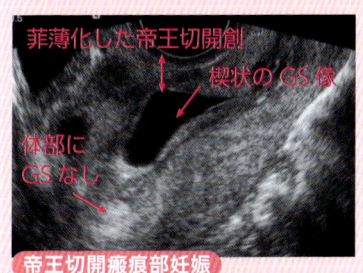

菲薄化した帝王切開創
楔状の GS 様
体部に GS なし
帝王切開瘢痕部妊娠

- 帝王切開の増加に伴い，帝王切開瘢痕部妊娠が対処の困難性から問題となっている

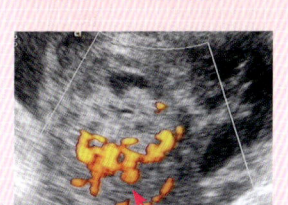

feeding artery

for beginners

➡ 内外同時妊娠，偽胎囊（→妊娠初期 p.38 参照）に注意

➡ 腹腔内出血＝異所性妊娠ではない．子宮の端から端まで観察する

GS を探す前に "妊娠週数の再確認"（p.39 参照）

➡ 性器出血を月経と思っていないか？

2 卵巣腫瘍茎捻転・破裂

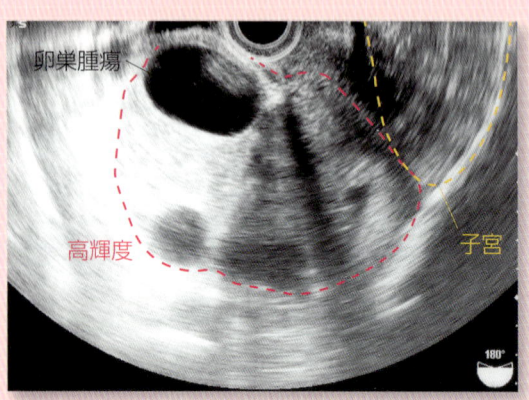

章—婦人科における超音波検査の実際

画像ラベル（上）: 卵巣腫瘍／高輝度／子宮

Küstner徴候
矢状断像

- 子宮前方（腹側）への卵巣腫瘍の移動
- 捻転すると，卵巣腫瘍の輝度が高くなっている

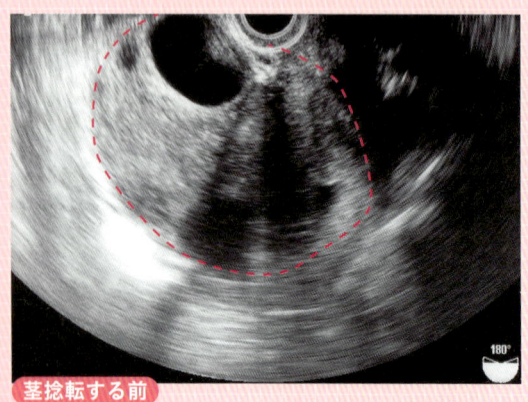

茎捻転する前
- 子宮が見えない

緊急を要する所見・徴候 **C**

ここが Point！

❗ 茎捻転は骨盤腹膜の牽引，破裂は腫瘍内容液の腹腔内漏出より腹膜刺激症状を示す

❗ 茎捻転と破裂の鑑別は困難である．いずれにしても治療方針は変わらない

茎捻転の特徴

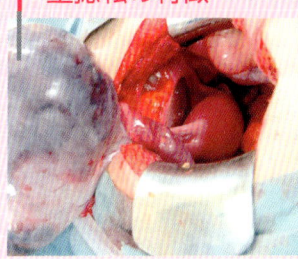

- 腫瘍径が鶏卵大以上で起こりやすい
- 5％は正常大の卵巣，小児では半数が正常大
- 迅速な手術で卵巣が温存可能 ラットでは，虚血後24時間まで可逆的
- 皮様嚢腫に多い

for beginners

➡ 卵巣腫瘍の確認および同部位に一致した疼痛を認めれば入院適応としては十分

➡ 周囲との癒着がない腫瘍は茎捻転しやすい：皮様嚢腫 (p.19)

➡ 癒着があると破裂しやすい：子宮内膜症性嚢胞 (p.17)

➡ 救急外来では良悪診断は不要：茎捻転した卵巣腫瘍のうち1％のみが悪性

➡ 悪性腫瘍例は，根治術が再度必要となる可能性がある

2章 — 婦人科における超音波検査の実際

3 骨盤内炎症性疾患 (PID)

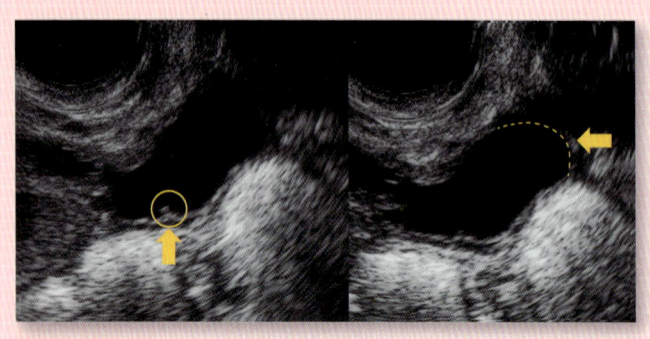

- 卵巣近傍の管腔像
  左：管腔内への突出像，右：盲端像
  ※ PIDは，付属器炎，骨盤腹膜炎，卵管膿瘍，ダグラス窩膿瘍など女性上部生殖器の炎症性疾患を含む呼称

卵管留膿症

経腟超音波像

◆ CDC（米国疾病予防管理センター）ガイドラインの PID 診断基準

〔必須診断基準〕
1. 子宮頸部可動痛
2. 子宮圧痛
3. 付属器圧痛

〔付加診断基準〕
1. 口腔体温 > 38.3℃
2. 異常な頸管や腟内の粘稠膿性帯下
3. 腟分泌物の過剰な白血球数の存在
4. ESR の上昇
5. CRP の上昇
6. 淋菌またはクラミジアの子宮頸部感染の存在

〔特異的診断基準〕
1. 子宮内膜組織診による子宮内膜炎の組織学的根拠
2. 経腟超音波や MRI により，卵管肥厚や卵管留水腫の所見が認められた場合
3. ドプラにより，卵管の血流増加が認められた場合
4. 腹腔鏡での PID と一致した所見（卵巣卵管腫瘍の存在）

緊急を要する所見・徴候 C

ここが Point！

- ❗ 卵巣近傍の管状構造物，内腔への突出像が特徴
- ❗ 壁の肥厚や蠕動運動を認める例もある

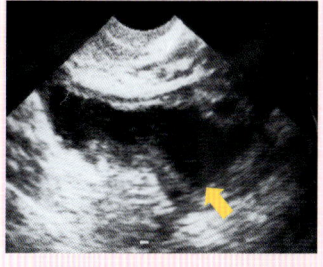

卵管留膿症
- 卵管壁の肥厚（➡）

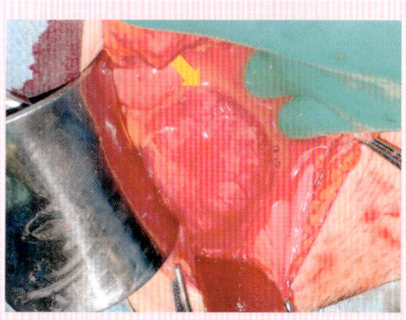

怒脹した卵管

for beginners

→ 自発痛，発熱に比し，軟らかい腹部

→ 症状があれば治療を開始する

→ 正常卵管は描出されない：描出されるのは異常

→ 超音波所見に比し，実際の腹腔内所見は重篤なことも多い：独りで抱え込まない（卵管・卵巣膿瘍の保存的治療の奏効率75％）

4 卵巣出血・出血性黄体嚢胞

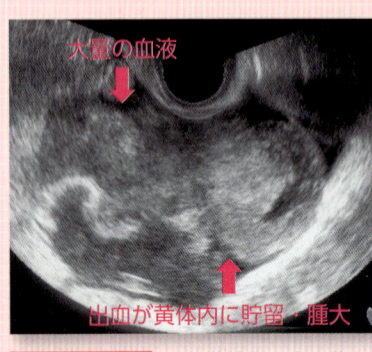

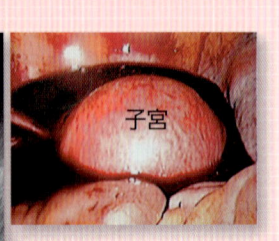

経腟超音波像 — 卵巣出血

画像内ラベル：
- 大量の血液
- 出血が黄体内に貯留・腫大
- 子宮

- 卵巣周囲に出血後の凝血の形成やその吸収など，時間的推移により多彩な像（高・低輝度の混在）を示す
- 出血が黄体内に貯留・腫大すると卵巣腫瘍様像を示す
- 卵巣からの出血による腹膜刺激症状が特徴

継時的な観察

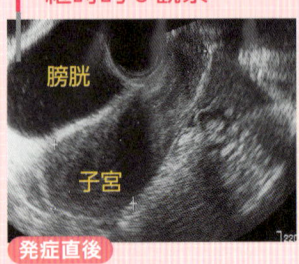

発症直後：膀胱／子宮

6時間後：膀胱ではなく血液／子宮／高輝度を示す凝血塊

緊急を要する所見・徴候 C

ここが Point！

- ❗ 腹腔内出血をきたす婦人科急性腹症の原因としては，異所性妊娠に次いで多い
- ❗ 卵胞出血（排卵期卵巣出血）と予定月経1週間前の出血性黄体嚢胞では，後者が80％
- ❗ 性交後の急性下腹部痛が有名

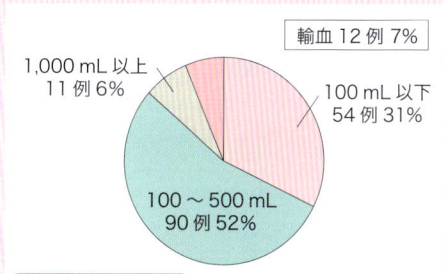

卵巣出血の出血量

- 輸血 12例 7％
- 100 mL 以下 54例 31％
- 100～500 mL 90例 52％
- 1,000 mL 以上 11例 6％

(梁 栄治，他：卵巣出血，出血性黄体嚢胞．産と婦 69：365-370, 2002 を元に作成)

for beginners

➡ 異所性妊娠 (p.28) との鑑別が重要→妊娠反応！

➡ 急性期では炎症反応を伴わない

➡ 原則は保存的治療：緊急手術の必要性の診断は，時に困難

➡ 救急外来では確定診断不要：超音波検査の最大の利点は，繰り返し検査が可能な点である

3章
産科における超音波診断の実際

3章 — 産科における超音波診断の実際

1 妊娠初期

※異所性妊娠は p.28 を参照

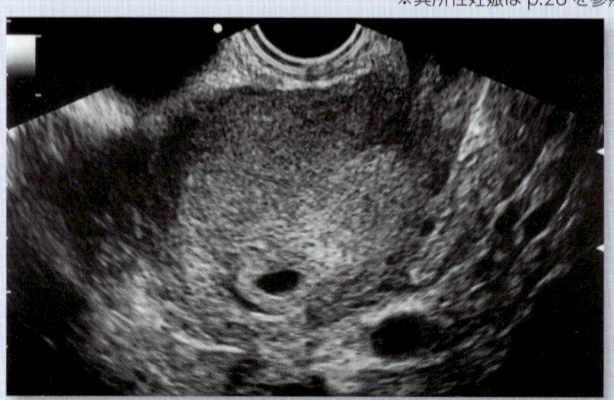

white ring echo
妊娠5週

- GS（胎嚢）は高輝度で厚みのある環状や楕円形のエコー像

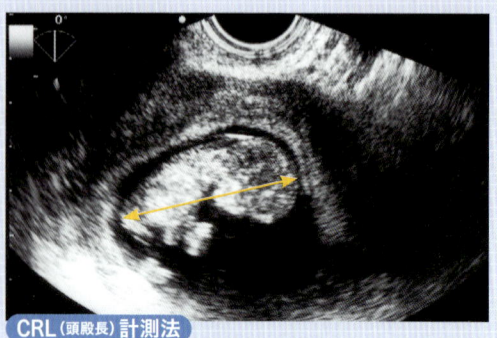

CRL（頭殿長）計測法

- 胎児の正中矢状断で頭部から殿部までの最も長い距離を CRL とする

総論 A

> ここが Point !

- ❗ white ring echo 内に高輝度環状構造（yolk sac：卵黄囊）あるいは胎児像を確認できなければ pseudo GS（偽胎囊）が否定できない
- ❗ CRL（頭殿長）が 14～41 mm のときに妊娠週数を確認する

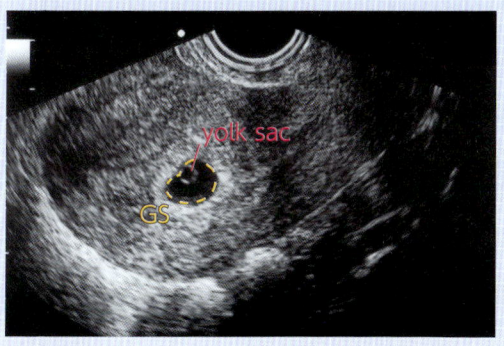

（超音波画像：yolk sac, GS）

for beginners

➡ 妊娠週数と所見を整理しておく
5 週前半　GS のみ
5 週後半　yolk sac
6 週　pole（胎芽）　7 週以上なら心拍動を認めなければいけない

➡ 診察時は，妊娠週数を再評価（予定日の決定について，ACOG より勧告が出されている）
① 排卵日，胚移植日
② 最終月経
③ CRL，② と 1 週間以上の差が認められる場合のみ修正
★ いずれも，明確に週数を決定した根拠を記載する．①，② で予定日を確認したとしても CRL で予定日を再確認する

39

3章 ― 産科における超音波診断の実際

2 多胎妊娠

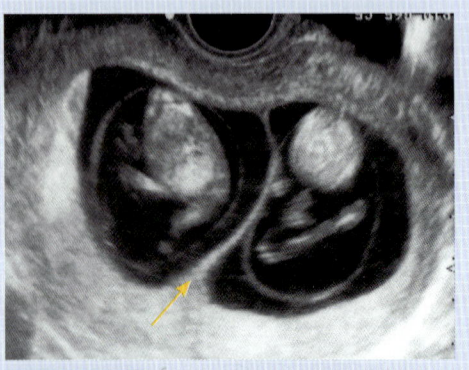

DD twin
妊娠10週
経腟超音波像

- GSが2つ：2絨毛膜，羊膜が2つ：2羊膜→2絨毛膜2羊膜双胎 (DD twin)

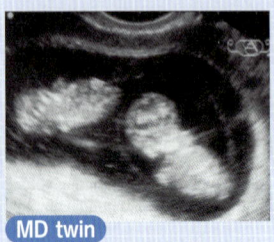

MD twin
- 1絨毛膜2羊膜双胎

M D twin
↑　↑
絨毛膜の数　羊膜の数
1　　　　　2

胎嚢の数
2つ＝2絨毛膜双胎　　1つ＝1絨毛膜双胎 or 単胎

胎児の数
2つ＝2絨毛膜双胎　　2つ＝1絨毛膜双胎　　1つ＝単胎

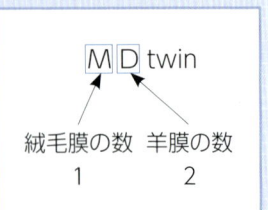

羊膜の数
2つ＝　　　　　　　1つ＝
1絨毛膜2羊膜双胎　　1絨毛膜1羊膜双胎

双胎膜性診断のステップ

- 1：Mono，2：Di，3：Tripleの頭文字で絨毛膜，羊膜の数を表す

総論 A

ここが Point!

! 膜性診断は GS や羊膜腔の数，隔壁の有無などで妊娠初期に診断する

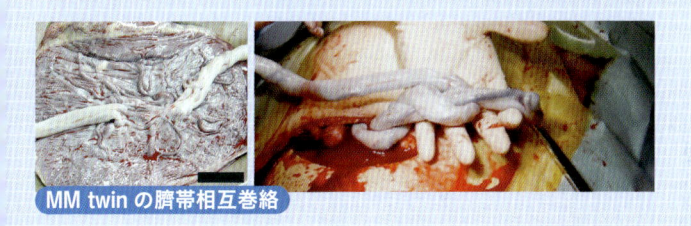

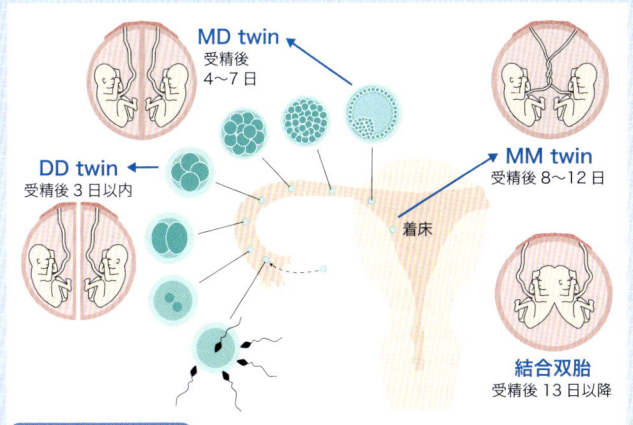

MM twin の臍帯相互巻絡

DD twin
受精後 3 日以内

MD twin
受精後 4～7 日

着床

MM twin
受精後 8～12 日

結合双胎
受精後 13 日以降

一卵性双胎と膜性

- 一卵性双胎 ≠ 1 絨毛膜双胎
- 1 つの受精卵から 2 つの個体になる時期により膜性が異なる
- 受精後 3 日以内に 2 つの個体になる例は DD twin
- 近年，絨毛膜の形成以前に外細胞塊が癒合した二卵性 1 絨毛膜性双胎が報告されている．双胎間における造血幹細胞の相互移行が生じる

3章 ― 産科における超音波診断の実際

3 NT (nuchal translucency)

NT 計測法

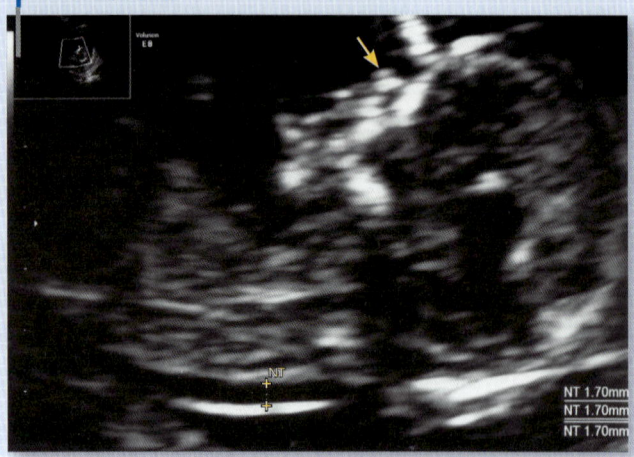

- NT (nuchal translucency) は以下の条件で計測を行う
  ① 妊娠 11 週 0 日～13 週 6 日
  ② CRL が 45～84 mm
  ③ 胎児が画面上で上向きの状態で計測する
  ④ 児が過伸展 (NT が増大) も過屈曲 (NT が減少) もしていない
  ⑤ 0.1 mm 単位で計測できる装置で，胎児が全画面の 75％ 以上を占めるまで拡大
  ⑥ 輝度を下げる
  ⑦ 間脳，鼻骨 (⇨)，口蓋骨が描出された矢状断面で，キャリパー内側と胎児軟部組織内側を一致させ，最大幅を測定 (on-to-on)
  ⑧ 複数回画面を変えて測定し，最大値をとる

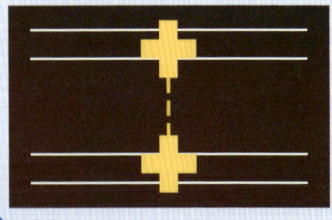

on-to-on

総論 A

ここが Point !

- NT は，妊娠初期の生理的な変化である
- NT 値の増加は，soft marker（児が染色体異常を有する可能性が，より高いことを示唆する超音波所見）であるだけでなく，先天性心疾患（CHD）や先天性横隔膜ヘルニア（CDH）等の新生児外科疾患の発生率を上昇させる
- NT 単独の染色体異常の予測精度は高くなく，母体年齢や複数の検査を組み合わせ，意味のある検査になる
- NT 値の増大例の多くは健児である一方，NT 値が正常な児にも染色体異常児が存在する
- NT 値≧3.5 mm で染色体正常の出生児は，90％強の無病生存が期待できる
- 染色体異常例においても妊娠 16 週以降に自然消失する例があり，疾患を有する確率は変化しないことに留意する必要がある

for beginners

➡ 出生前診断と位置付けられていることに留意し，告知に関しては倫理的側面に十分配慮が必要である

➡ 欧米での NT 計測は，画像の提出と定期的な講習が義務付けられた資格制度が存在し，血清マーカーと組み合わせ，専門家による遺伝カウンセリングを含め出生前スクリーニング検査としてシステム化されている

➡ NT 値の増大を認める例は，カウンセリングおよび胎児形態異常のスクリーニングが可能な施設への紹介を考慮する

4 胎児計測

JSUM の式

$$EFW = 1.07 \times BPD^3 + 0.30 \times AC^2 \times FL$$

EFW：推定児体重 (g)
BPD：大横径 (cm)
AC：腹囲 (cm)
FL：大腿骨長 (cm)

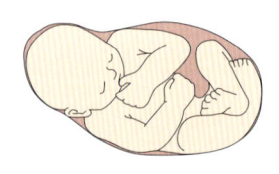

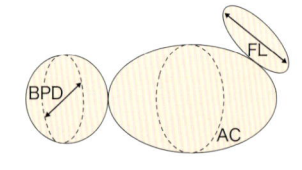

- 日本産科婦人科学会は，推定児体重 (EFW) の算出方法として，2003 年より JSUM の式 (modified Shinozuka の式) を採用している
- この式では，週数や体重，児のプロポーションに関係なく約 10% の誤差で推定される

BPD (大横径)

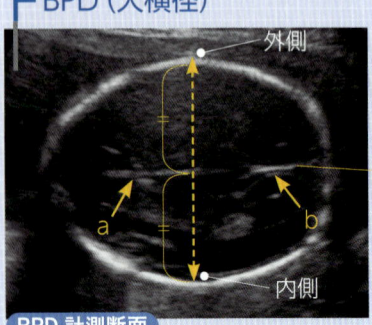

BPD 計測断面

- 胎児頭部の正中線エコー (midline echo) が水平・中央に描出され，透明中隔腔 (a) および四丘体槽 (b) が描出される断面において，超音波プローブに近い頭蓋骨外側から対側の頭蓋骨内側までの距離を測定する (外—内)

総論 A

AC（腹囲）

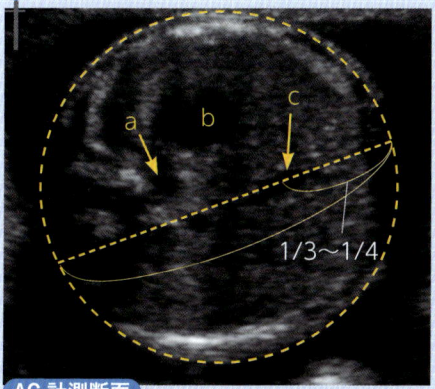

AC 計測断面

- 胎児の腹部大動脈（a）に直交し，胃胞（b）と同時に胎児の腹壁から脊椎までの距離の前方 1/3〜1/4 の部位のみに肝内臍静脈（c）が描出される断面において，エリプス（近似楕円）法による外周を腹囲とする（外周）

FL（大腿骨長）

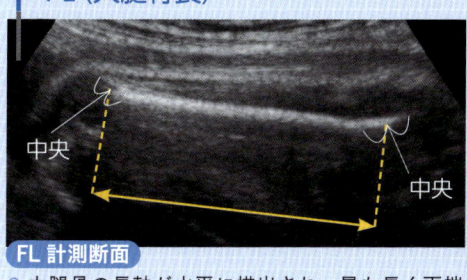

FL 計測断面

- 大腿骨の長軸が水平に描出され，最も長く両端の骨端部まで描出される断面において，大腿骨化骨部分両端の中央から中央を計測する（中—中）
- 縦に計測しない

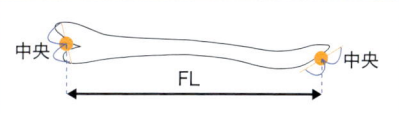

3章 — 産科における超音波診断の実際

5 FGR(胎児発育不全)

体重計測が基本

- 推定児体重 (EFW) が胎児体重基準値の−1.5 SD 以下を胎児発育不全 (FGR) という
- 周産期予後が悪いだけでなく，将来のメタボリックシンドロームの発症のハイリスク群である
- FGR の 10% には形態異常を伴う

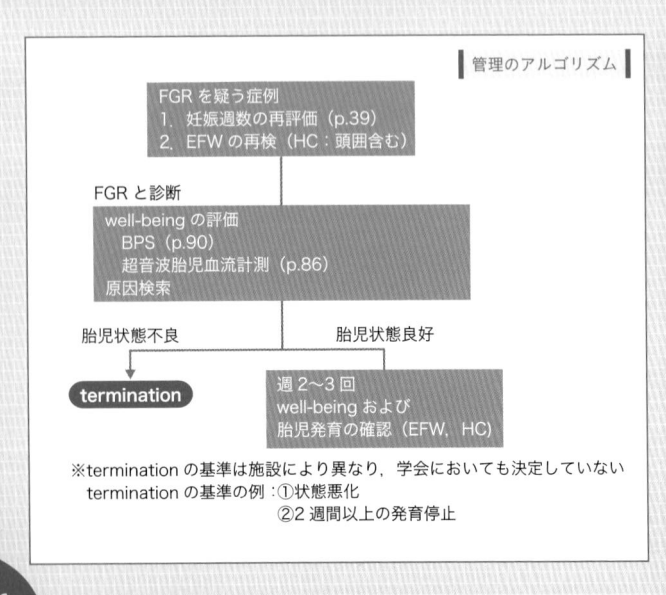

管理のアルゴリズム

FGR を疑う症例
1. 妊娠週数の再評価 (p.39)
2. EFW の再検 (HC：頭囲含む)

FGR と診断

well-being の評価
　BPS (p.90)
　超音波胎児血流計測 (p.86)
　原因検索

胎児状態不良 → **termination**

胎児状態良好 → 週 2〜3 回 well-being および胎児発育の確認 (EFW, HC)

※termination の基準は施設により異なり，学会においても決定していない
　termination の基準の例：①状態悪化
　　　　　　　　　　　　②2 週間以上の発育停止

総論 A

◆ FGR 病型分類

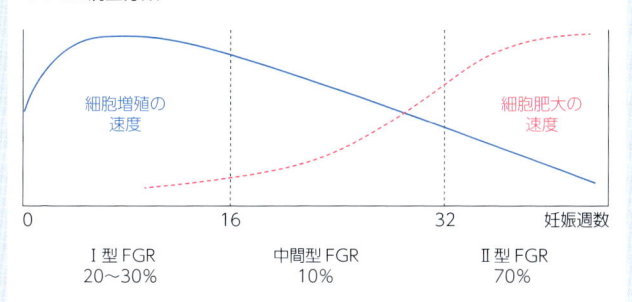

Ⅰ型 FGR	中間型 FGR	Ⅱ型 FGR
20〜30%	10%	70%

細胞増殖の速度 / 細胞肥大の速度

0 — 16 — 32 妊娠週数

◆ FGR の原因

14 — 28 妊娠週数

1st trimester	2nd trimester	3rd trimester
環境要因 　放射線被曝 　薬物 　　代謝拮抗剤, 　　抗けいれん薬, 　　抗凝固薬, 　　麻薬 　アルコール 　血管腫 **胎児要因** 　胎内感染 　　TORCH, 先天梅毒 　　HIV, マラリア 　染色体異常 　　21 トリソミー, 　　18 トリソミー, 　　13 トリソミー 　　モノソミー (45XO) 　　片親性ダイソミー 　　(UPD) 　　胎盤限局性モザイク 　　(CPM) 　先天奇形 (多発奇形) 　　無脳児, 　　横隔膜ヘルニア, 　　臍帯ヘルニア, 　　腹壁破裂, 　　Potter 症候群等	**環境要因** 　母体栄養障害 　　炎症性腸疾患, 　　膵炎等 　社会経済的因子 **胎盤要因** 　胎盤絨毛の侵入障害 　多発梗塞, 周郭胎盤 　前置胎盤 　胎盤の部分早期剝離 　妊娠高血圧症候群 　多胎妊娠	**環境要因** 　高地居住, 喫煙, 　ストレス **胎盤要因** 　胎盤血管障害 **母体要因** 　低酸素 　　肺疾患, 心疾患, 　　貧血 　　ヘモグロビン異常 　血管疾患 　　慢性高血圧, 膠原病 　　糖尿病, 　　妊娠高血圧症候群 　腎疾患 　　糸球体腎炎, 　　リポイド腎炎, 　　血管性腎硬化症, 　　腎移植 　抗リン脂質抗体症候群

3章 — 産科における超音波診断の実際

6 胎児形態異常スクリーニング

◆ 抽出したい疾患

出生直後より

体温管理・感染防御が必要	臍帯ヘルニア 腹壁破裂
厳重な呼吸管理が必要	先天性横隔膜ヘルニア (CDH)
動脈管依存性	大血管転位

極めて予後不良な疾患

重篤な神経管欠損		無脳症, 無頭蓋症
肺低形成を惹起	胸郭低形成	タナトフォリック骨異形成症
	羊水過少	両側性や下部の尿路閉塞

◆ 観察しやすい時期

頭蓋内	妊娠中期 　妊娠末期に近づくほど観察困難
四肢	妊娠中期以前
心臓	妊娠 26〜28 週くらい 単心房・単心室等は, 妊娠 15 週前後でも観察可能 妊娠末期に近づくほど観察困難

胎位にも影響される

◆ どの時期に何を見るか

諸外国では, 妊娠中期の経腹超音波検査は 1〜2 回
初心者は, 分娩までに全ポイントを見るくらいの気持ち

20 週	頭蓋内病変, 四肢の運動・異常, 心臓 (スクリーニング), 致死的異常
30 週	消化器, 心臓 (詳細な観察)

毎回の妊婦健診で全員のスクリーニングをすることは, 検査時間の短縮などから精査が落ちうることを認識する

総論 A

ここが Point !

❗ 超音波検査は広義の出生前検査と認識しておく

❗ 「産婦人科診療ガイドライン─産科編 2014」の表（ガイドラインの p.87）にも参考として文献的に報告されたスクリーニング項目があげられている

for beginners

欲張らない
➡ すべての疾患を診断するのではなく，疾患を疑う所見を抽出する
➡ 周産期管理が予後を改善する疾患についてのみ抽出する

毎回がんばらない
➡ スクリーニングとコミュニケーションツールを分け，検査目的にメリハリをつける

覚えない＝記憶に頼らない
➡ いつも見えるものが見えない，いつもと違う印象ならば精査へ紹介する
➡ 正常例を多く観察することが大切．練習が大切
➡ 自分のパターンを作る（チェックシートを活用 p.96 参照）
例：（水平断で）頭部→胸部→腹部→四肢→（矢状断で）脊椎→羊水→胎盤
※心臓は見やすいときに見る

3章 — 産科における超音波診断の実際

1 頭部
① 円形，突出する病変なし

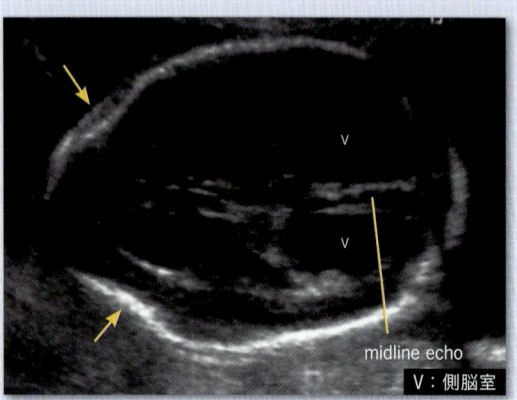

midline echo
V：側脳室

脊髄髄膜瘤
妊娠 21 週
BPD 測定断面像

- 頭蓋骨の形状が円形ではなく，前方が内側に陥没した脊髄髄膜瘤に特徴的な所見．レモンサイン
- 迷うようならば，正常（p.52 参照）と比較して欲しい．スクリーニングは診断ではなく精査例を抽出することが目的である

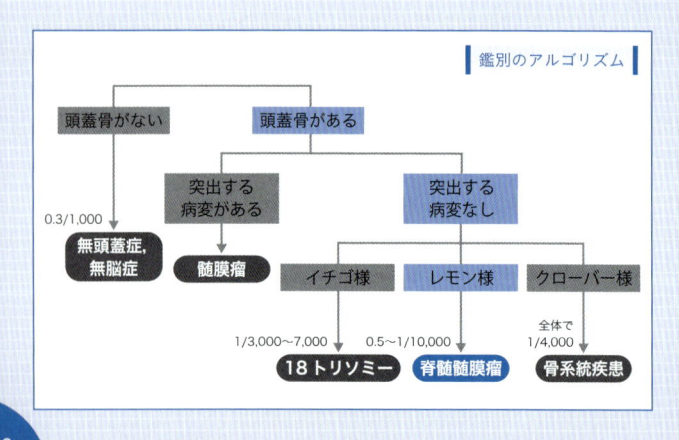

鑑別のアルゴリズム

- 頭蓋骨がない → 無頭蓋症，無脳症（0.3/1,000）
- 頭蓋骨がある
  - 突出する病変がある → 髄膜瘤
  - 突出する病変なし
    - イチゴ様 → 18トリソミー（1/3,000〜7,000）
    - レモン様 → 脊髄髄膜瘤（0.5〜1/10,000）
    - クローバー様 → 骨系統疾患（全体で 1/4,000）

スクリーニングと異常 B

ここが Point！

- 頭部のスクリーニングは，BPD 測定断面から行う
- 頭蓋の形状が円形でない例は，精査が必要である
- 頭蓋形状の異常は，微細かつ一時的（レモンサインも水頭症の増悪とともに消失する）な例がある．違和感を感じたら精査へ

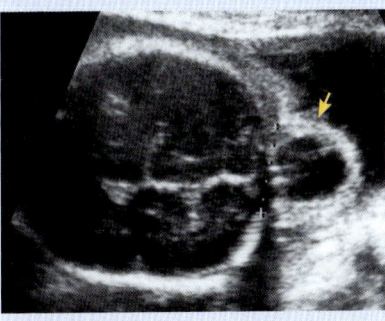

後頭部髄膜瘤
- 確定診断は，MRI が有効

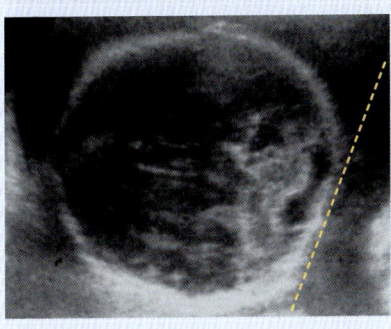

18 トリソミー
- 後頭部が円弧とならず，直線を描いている（イチゴ様頭蓋）
- 各サインは，全例に認められるのではないことに注意する

for beginners

➡ 頭蓋骨がない例（無頭蓋症，無脳症）は，妊娠初期に鑑別する

3章 — 産科における超音波診断の実際

1 頭部
2 midline が連続している

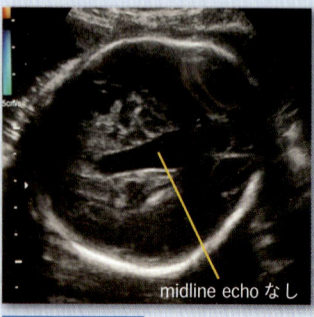

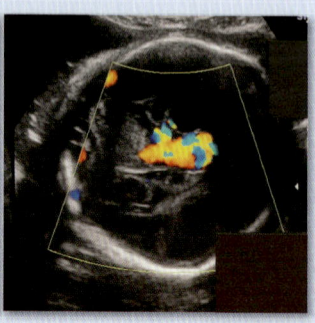

midline echo なし

Galen 静脈瘤
妊娠35週
BPD測定断面像

- midline が前頭から後頭まで連続せず、腔を認める
- カラードプラ法で腔内に血流を認め、確定診断される

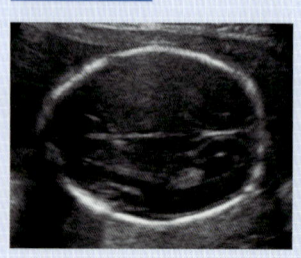

正常像

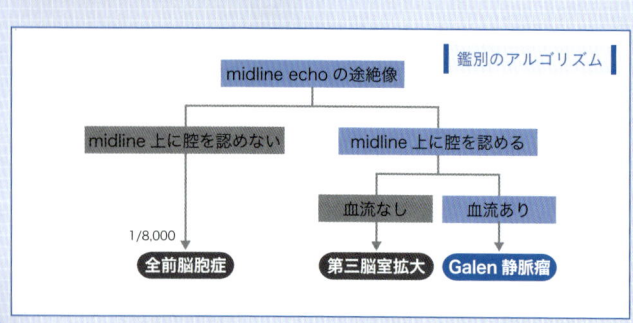

鑑別のアルゴリズム

```
            midline echo の途絶像
           /                      \
  midline 上に腔を認めない    midline 上に腔を認める
           |                    /           \
         1/8,000            血流なし        血流あり
           |                   |              |
        全前脳胞症          第三脳室拡大    Galen 静脈瘤
```

52

スクリーニングと異常 B

ここが Point !

- ❗ BPD 測定断面では，midline echo が前頭から後頭まで連続していることを確認する
- ❗ midline echo の断裂像は，予後不良な疾患が多い

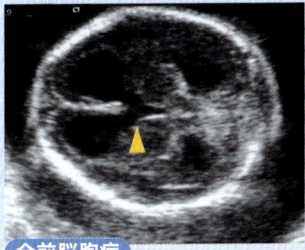

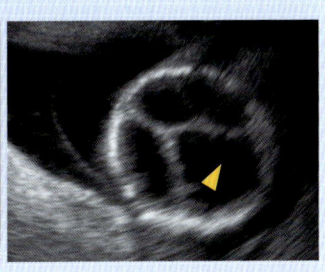

全前脳胞症
- 左：妊娠 17 週，右：妊娠 13 週
- △：midline の断裂像は妊娠早期に観察することも可能

for beginners

→ 妊娠初期に頭蓋の有無とともに midline の連続を観察する

→ BPD 測定断面は，前頭から後頭まで描出する癖をつける

→ midline が水平となるような画面を描出する．垂直に抽出すると断裂像に見誤ることがある

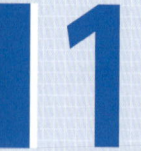

3章 — 産科における超音波診断の実際

1 頭部
3 側脳室・CM(大槽) <10 mm

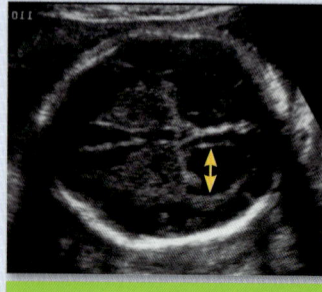

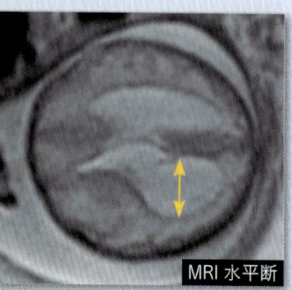

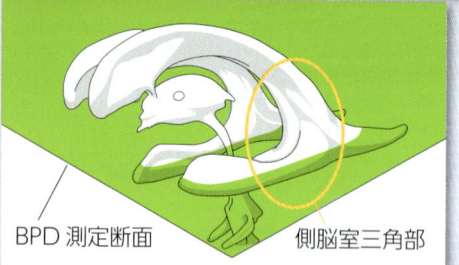

MRI 水平断

BPD 測定断面　側脳室三角部

脳室拡大

妊娠20週
BPD測定断面像

- 側脳室三角部が10 mm以上拡大するも、頭囲は正常範囲である
- MRIでは異なる断面が観察できるだけでなく、重症度も把握しやすい

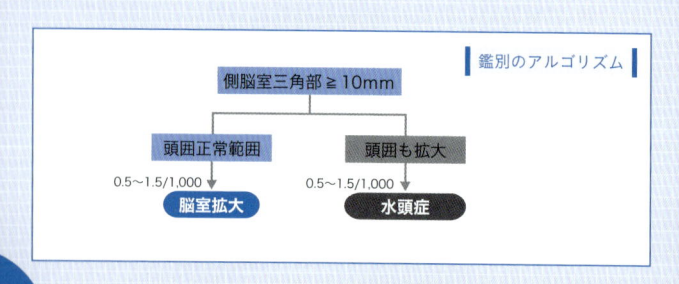

| 鑑別のアルゴリズム |

側脳室三角部 ≥ 10 mm

頭囲正常範囲	頭囲も拡大
0.5〜1.5/1,000	0.5〜1.5/1,000
脳室拡大	水頭症

スクリーニングと異常 B

ここがPoint！

- 側脳室三角部が10 mm以上に拡大する例は，精査する
- 頭囲を同時に測定し，左右の対象性も確認する
- CM（大槽，小脳蓋窩）10 mm以上もしくは消失例は精査する

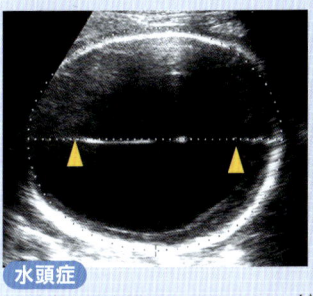

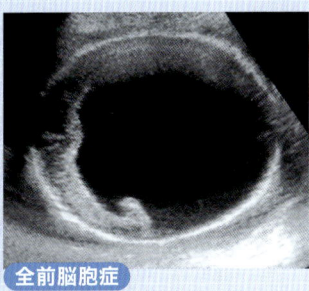

水頭症

全前脳胞症

- 重症水頭症例は，midline echo（▲）の有無に注意する
- midline echoがない場合は全前脳胞症

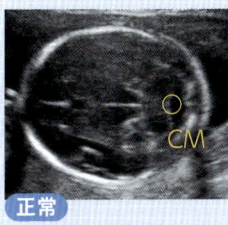

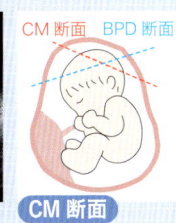

正常　　**CM＞10 mm**　　**CM断面**

- BPD測定断面からプローブを傾け，大槽を描出
- 大槽＞10 mmは18トリソミー，消失例は脊髄髄膜瘤

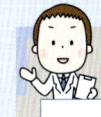

for beginners

→ 側脳室もCMも拡大が10〜15 mmは境界所見である

→ 予後は，拡大の程度と必ずしも一致しない．安易な説明は慎む

3章 — 産科における超音波診断の実際

2 顔面

唇裂がない

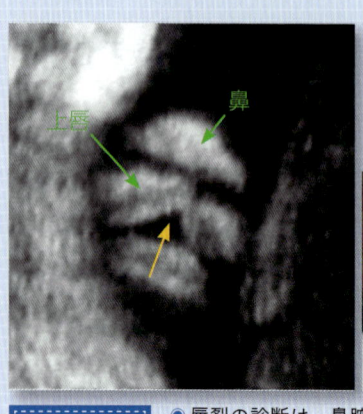

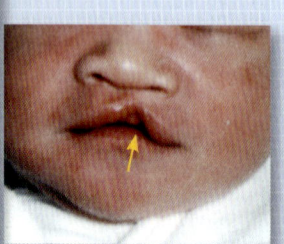

唇裂

- 唇裂の診断は，鼻腔を指標として胎児の顎下方からプローブをあて，冠状断で観察する
- 唇裂の片側と両側の比は 3：1，片側の場合は左側に多い
- 正中唇裂は頭蓋，顔面奇形と考える

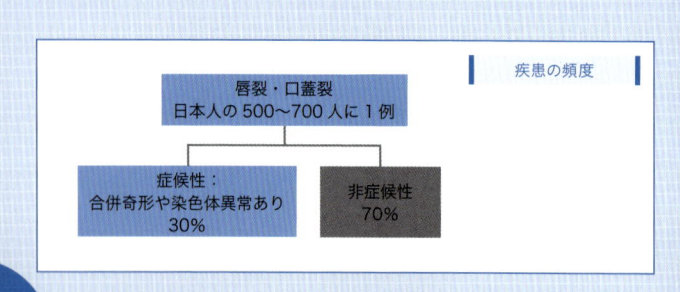

疾患の頻度

唇裂・口蓋裂
日本人の 500〜700 人に 1 例

- 症候性：合併奇形や染色体異常あり 30％
- 非症候性 70％

スクリーニングと異常 B

ここが Point！

- 「産婦人科診療ガイドライン―産科編 2014」に観察項目としてあげられた
- 口蓋裂を伴わない唇裂のみの例は合併奇形を 10%，染色体異常を 1.4% 認める．合併奇形は四肢以外の骨格の異常が多い
- 口蓋裂は唇裂の 2/3 に合併する
- 口蓋裂を有する例は 45.9% に合併奇形を認め，中枢神経異常が多い

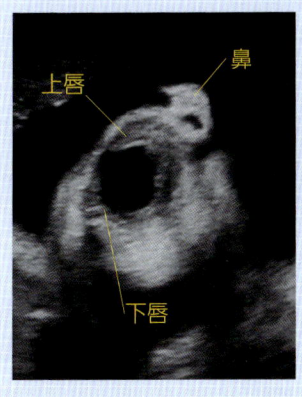

鼻
上唇
下唇

正常像
- 口が開いた状態で，口唇の連続性を観察する

for beginners

→ 口蓋裂の有無が重要だが，発見はむずかしい．唇裂が手掛かりとなる

→ 唇裂単独例の生命予後は悪くないが，口蓋裂は言語発達や気道開通，哺乳に影響する

→ いずれにしても両親の心理的負担は大きく，精神的ケアの継続が本人も含め求められる

3章 — 産科における超音波診断の実際

3 胸部
心臓以外の低エコーなし

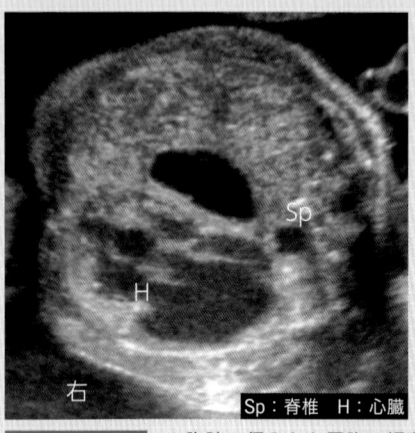

Sp：脊椎　H：心臓

先天性横隔膜ヘルニア (CDH)
胸部 水平断面像

- 胸腔に侵入した胃胞，蠕動運動を認める
- 80%が左に発生，心臓が右に圧排

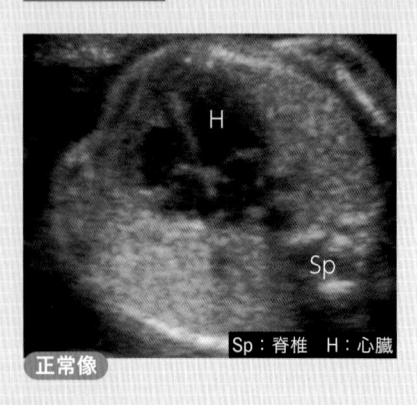

Sp：脊椎　H：心臓

正常像

スクリーニングと異常 B

ここが Point！

- 胸腔内の異常像だけでなく，心臓の偏位，大きさも診断の助けとなる
- 肝臓や小腸が胸腔内に脱出した例では，嚢胞像を示さないこともある

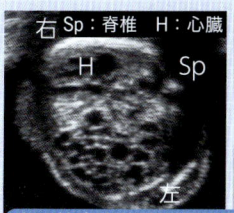

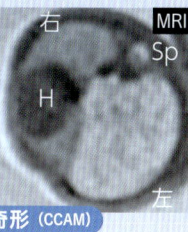

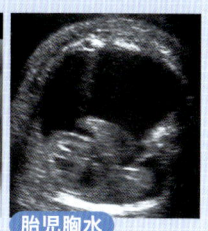

先天性嚢胞状腺腫様肺奇形（CCAM）

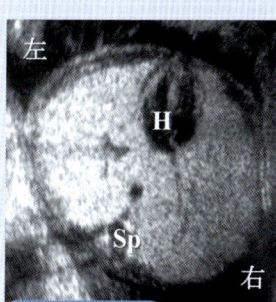

胎児胸水

CCAM Type III

- 肺野の高輝度像に加え，心臓が小さい

for beginners

→ 胸部疾患は，出生前診断により胎児治療や出生直後からの管理による予後の改善が期待できる

→ 多数の小さい嚢胞は，高輝度に見える

3章 — 産科における超音波診断の実際

4 心臓
① 胃と同側に心臓がある―位置,軸,大きさのバランス

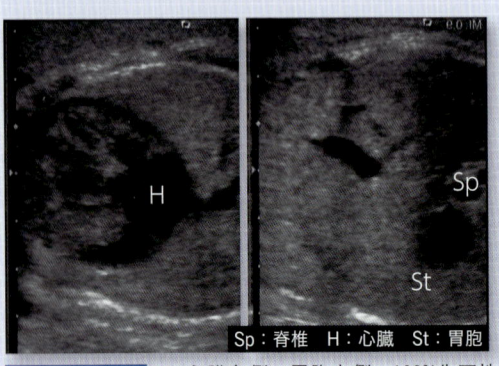

Sp：脊椎　H：心臓　St：胃胞

内臓錯位
- 心臓左側,胃胞右側,100%先天性心疾患(CHD)である
- 上図と逆でも異常
- 左：胸部水平断,右：AC測定断面像

正常（内臓正位）

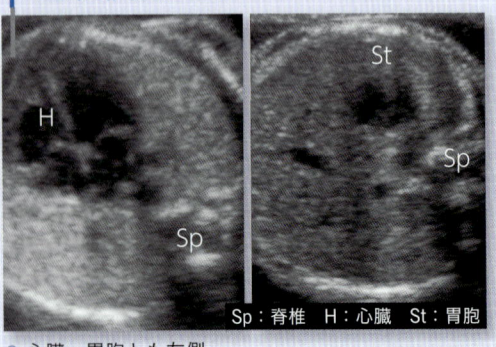

Sp：脊椎　H：心臓　St：胃胞

- 心臓,胃胞とも左側
- ビギナーは心臓,胃胞とも右側でもOK
- 左：胸部水平断,右：AC測定断面像

スクリーニングと異常 B

ここが Point！

- CHD の診断は，胃胞の位置から行う
- 4ch view（四腔断面）は，疾患の検出率が高く，観察項目も多い最重要断面である

4ch view ①位置

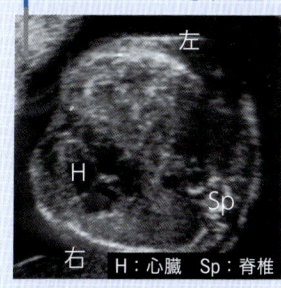

先天性横隔膜ヘルニア (CDH)
- 心臓が右に位置する
- 位置の異常は胸腔内占拠性病変がないか確認する
- 小腸や実質臓器の脱出は嚢胞像を示さない

H：心臓　Sp：脊椎

4ch view ②心軸

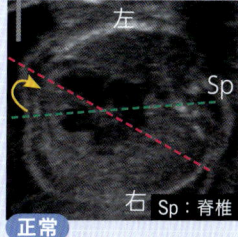

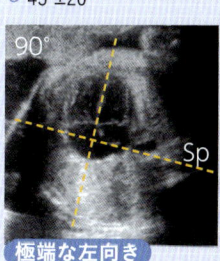

Sp：脊椎

正常
- 45°±20°

極端な左向き
- Fallot 四徴症

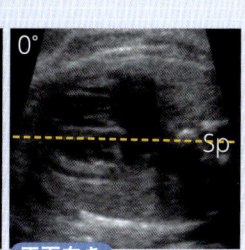

正面向き
- 修正大血管転位

3章 — 産科における超音波診断の実際

4ch view ③大きさのバランス　4つの部屋が分かれていない

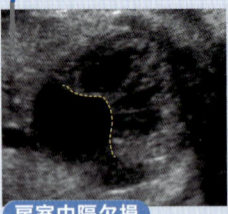

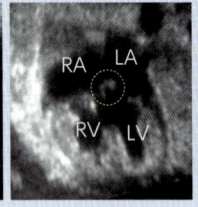

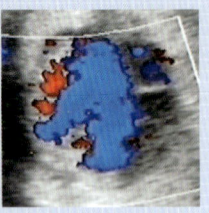

房室中隔欠損
- 心房中隔欠損が大きいために単心房様に観察される（左図）
- 共通房室弁と scooping（破線）が認められる（左図）
- 心臓中央の点状の高輝度像（中央図）
- カラードプラ法．右房から両心室に流入する"入の字型"の血流（右図）

左房が小さい

rt-PV：右肺静脈　lt-PV：左肺静脈

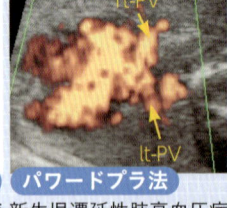

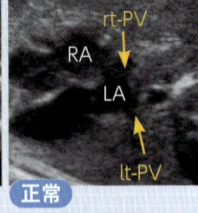

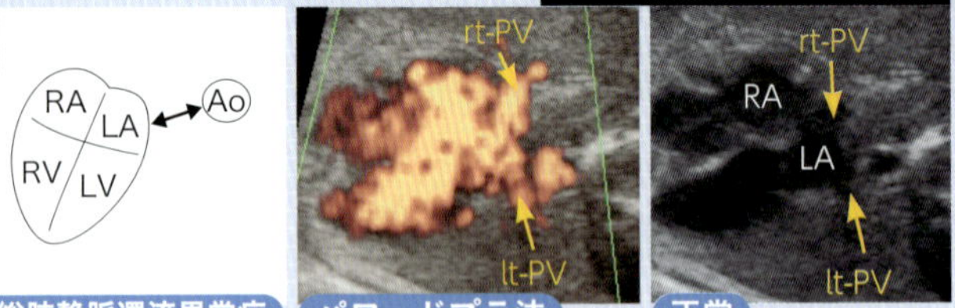

総肺静脈還流異常症　　パワードプラ法　　正常

- 正反対の治療を行う新生児遷延性肺高血圧症との鑑別が必要
- 出生後の診断が困難
- パワードプラ法や左房と大動脈との距離が有効

胎児の右・左

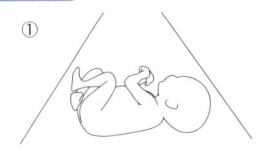

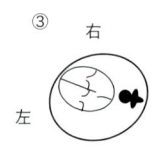

① 児頭が右になるような胎児の長軸断面を描出
② 反時計方向にプローブを 90°回転
③ 心臓を見下ろした画像になる（look down）

スクリーニングと異常 B

◆ 4ch view の異常所見と疑われる疾患

超音波所見		おもな疾患
心臓と胃胞の位置	両方右	内臓逆位（CHD の可能性あり）
	互いに異なる	内臓錯位（無脾症候群，多脾症候群）
位置		胸郭内占拠性病変
軸	極端な左向き	Fallot 四徴症，両大血管右室起始
	正面向き	修正大血管転位
心臓が大きい		心不全，CHD の多く
左右の大きさのバランス	右室が小さい	肺動脈狭窄，三尖弁狭窄 Ebstein 奇形
	左室が小さい	大動脈縮窄，大動脈弁狭窄 僧帽弁狭窄
	左房が小さい	総肺静脈還流異常症

for beginners

胎児心臓の観察には，診断装置の条件を整える

➡ 周波数 5〜7.5 Hz
➡ フレームレート（1 秒間に作る画像数） 20/秒以上
➡ ズーム（Depth） 心臓が画面の 1/2 から 1/3 になるよう拡大
➡ Cine-loop スロー再生

胎児の左右が認識できなくてもスクリーニング可能，2 つの心房（あるいは心室）どうしの比較のみでよい

➡ 左右の認識方法は p.62 参照

3章 — 産科における超音波診断の実際

4 心臓
2 3 vessel view — 3 vessel trachea view

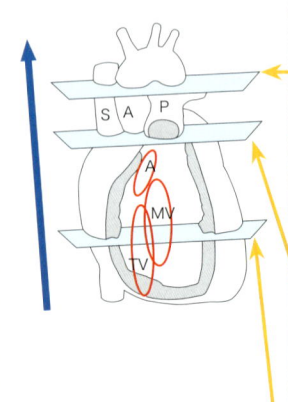

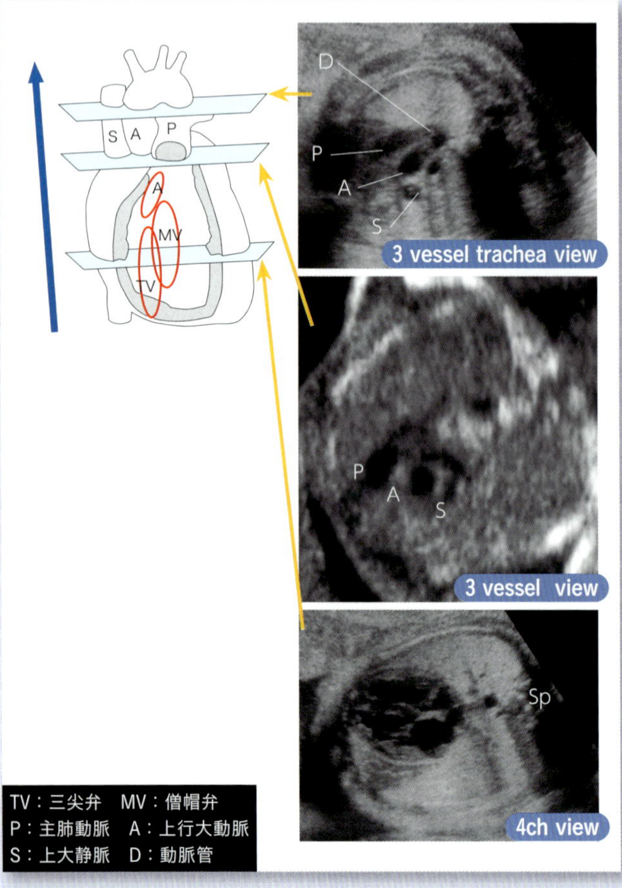

≫プローブの移動方向

3 vessel trachea view

3 vessel view

4ch view

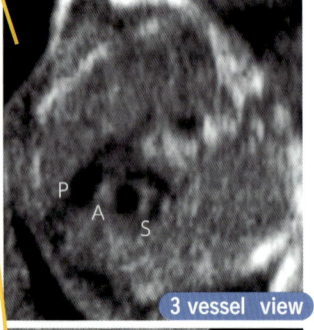

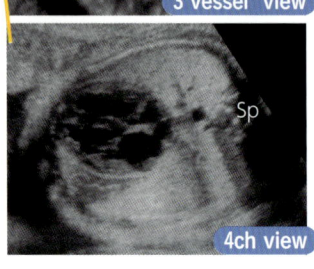

TV：三尖弁　MV：僧帽弁
P：主肺動脈　A：上行大動脈
S：上大静脈　D：動脈管

スクリーニングと異常 B

ここが Point !

- プローブを 4ch view（四腔断面）から頭側に平行移動し，大血管を短軸断面（3 vessel view および 3 vessel trachea view）で観察する
- 3 vessel view では，主肺動脈（P），大動脈（A），上大静脈（S）の3本の血管の並び方と血管の間隔，太さを確認する
- 3 vessel trachea view では，左肺動脈および動脈管からなる1辺と，大動脈をもう1辺とする2等辺三角形 "V shape" を観察する

3 vessel view ①並び方，②血管の間隔

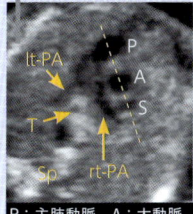

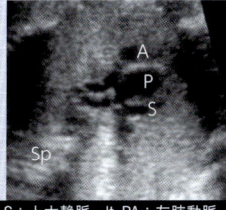

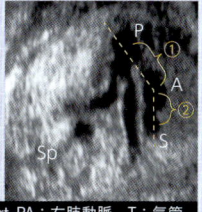

P：主肺動脈　A：大動脈　S：上大静脈　lt-PA：左肺動脈　rt-PA：右肺動脈　T：気管　Sp：脊椎

正常例
- 正常例は，左前方から右後方に向かい PAS の順に直線状，かつほぼ等しい間隔で並ぶ

修正大血管転位
- APS の順に並んでいる

両大血管右室起始
- 3本の血管が直線状にない
- 血管の間隔が等しくない（①≠②）

3 vessel view ③血管径の異常

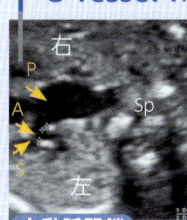

Sp：脊椎　P：主肺動脈　A：上行大動脈　S：上大静脈

大動脈閉鎖
- 正常な血管径は，P＞A＞S の順
- P≫A＝S，A はかなり細い

3章 — 産科における超音波診断の実際

3 vessel trachea view

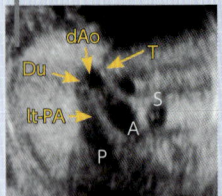

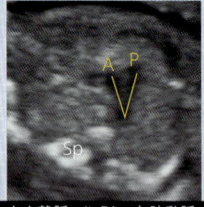

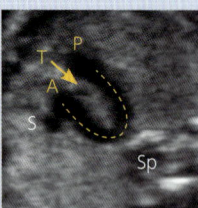

P：主肺動脈　A：大動脈　S：上大静脈　lt-PA：左肺動脈　D：動脈管
dAo：下行大動脈　T：気管　Sp：脊椎

正常
- 左肺動脈および動脈管からなる1辺と、大動脈をもう1辺として下行大動脈を頂点とする2等辺三角形を形成し、両辺の太さはほぼ同じである

正常 V shape（実線）

右大動脈弓 U shape（破線）
- 大血管が、気管を取り囲んでいる

◆ 大血管の異常所見と疑われる疾患

	超音波所見	おもな疾患
3 vessel view	APS の順に並ぶ	修正大血管転位
	APS が直線上に並ばない	Fallot 四徴症 両大血管右室起始、大血管転位
	径が P>A>S ではない	肺動脈閉鎖/狭窄 大動脈閉鎖/狭窄
3 vessel trachea view	辺の太さが異なる	肺動脈閉鎖/狭窄 大動脈閉鎖/狭窄
	V shape にならない	右大動脈弓、重複大動脈

スクリーニングと異常 B

複数の方向からの観察の重要性

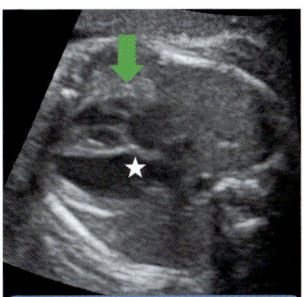

lateral view（心臓を側壁側から観察する）
- 中隔の観察に適するが，弁の観察には不適（☆：僧帽弁が見えない）
- 房室弁間の血流の観察は，カラードプラ法を用いても不十分である
- 心室中隔欠損の診断は，この方向からの観察する

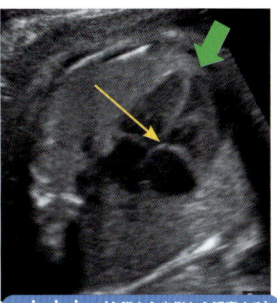

apical view（心臓を心尖側から観察する）
- 弁の観察に適するが，中隔の観察には不適
- 黄矢印：心室中隔欠損が存在すると誤認する

for beginners

→ 3 vessel view，3 vessel trachea view の観察時は，プローブを極めて小さく動かす（右図）

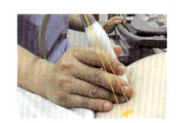

→ 複数の方向からの観察と画像の十分な拡大，カラードプラ法の活用が診断に有用である

→ 胎児心臓超音波検査において，スクリーニング検査に用いる観察断面は限られている．各断面には観察項目が複数ありチェックリストを有効に用いる（p.96）

→ 所見を丸暗記するのではなく，疾患が惹起する所見を論理的に予想し，観察することが訓練になる

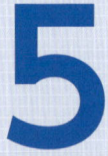

3章 — 産科における超音波診断の実際

5 腹部
① 胃と膀胱以外の嚢胞像なし

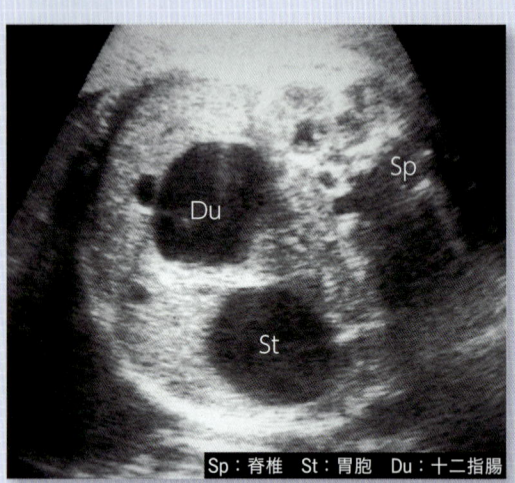

Sp：脊椎　St：胃胞　Du：十二指腸

十二指腸閉塞
妊娠31週
AC測定断面像

- 胃と十二指腸の拡張像 "double cyst sign" もしくは "double bubble sign" とよばれる

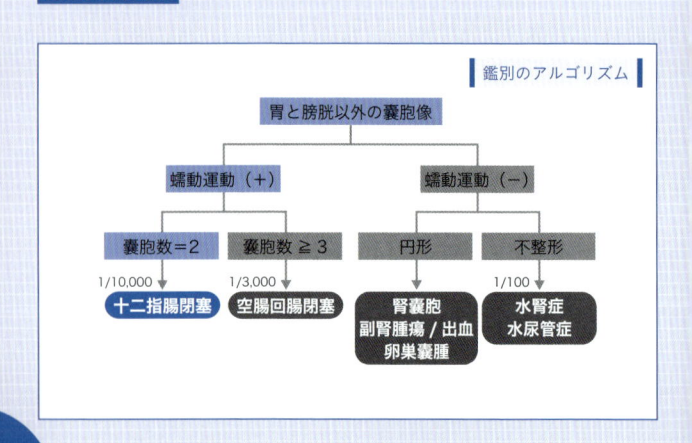

鑑別のアルゴリズム

胃と膀胱以外の嚢胞像
- 蠕動運動（＋）
  - 嚢胞数＝2 → 1/10,000 **十二指腸閉塞**
  - 嚢胞数≧3 → 1/3,000 **空腸回腸閉塞**
- 蠕動運動（－）
  - 円形 → **腎嚢胞／副腎腫瘍／出血／卵巣嚢腫**
  - 不整形 → 1/100 **水腎症／水尿管症**

スクリーニングと異常 B

> ### ここがPoint！
> ! 腹部のスクリーニングは，AC測定断面から行う
> ! 胃胞，膀胱以外の低輝度像は，精査が必要である
> ! 消化管閉塞は，閉塞部位より上部の消化管が拡張し，嚢胞像として認められる

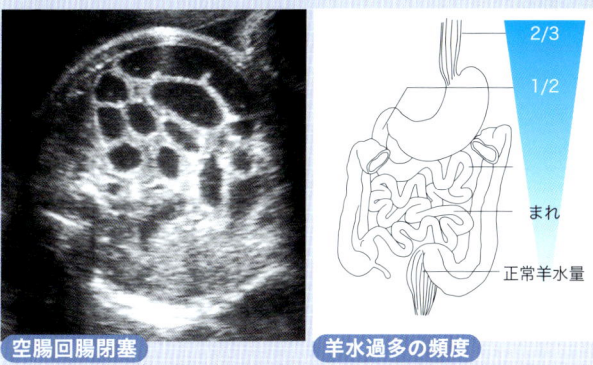

空腸回腸閉塞

羊水過多の頻度

- 空腸上部閉塞．閉塞部位が下部であるほど嚢胞像が多発する
- 複数の閉塞部位を有する例は最も上部の閉塞部位の所見しか得られない
- 食道閉鎖は，拡張腸管像を認めない
- 上部消化管の閉塞ほど，羊水過多を生じやすい（右図）

蠕動運動のない低輝度像

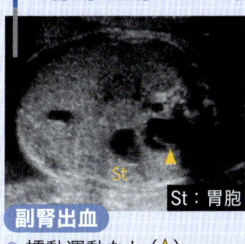

副腎出血　　**水尿管症**　　**卵巣嚢腫**

St：胃胞

- 蠕動運動なし（▲）

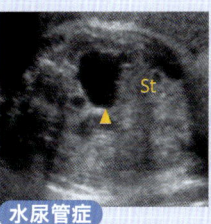

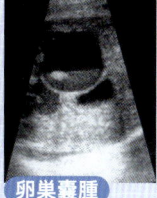

3章 — 産科における超音波診断の実際

5 腹部

2 AC > −2SD

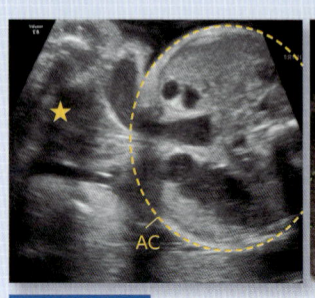

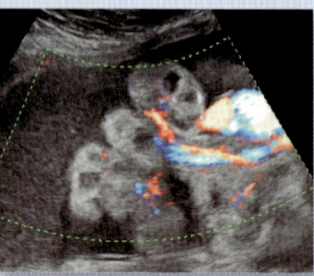

腹壁破裂

臍帯刺入部
水平断像

- 腹囲（AC）は−2SD より大きいことを確認する
- −2SD 未満の例は腹部内容の脱出を疑う
- 腸管は羊水腔に露出している（☆）

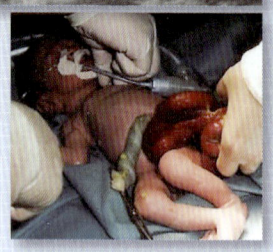

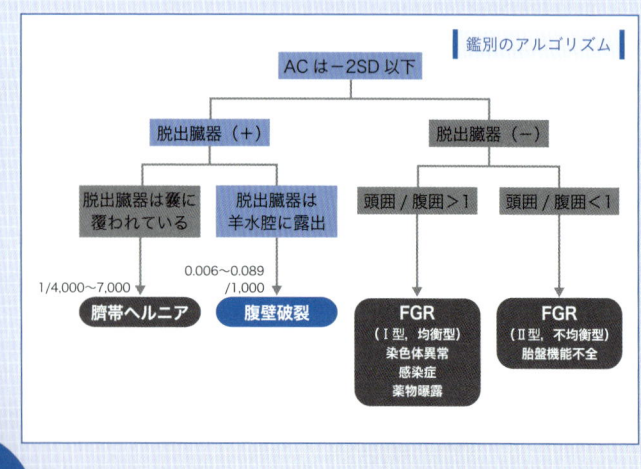

鑑別のアルゴリズム

```
              ACは−2SD以下
          ┌──────┴──────┐
       脱出臓器（＋）      脱出臓器（−）
       ┌────┴────┐       ┌────┴────┐
    脱出臓器は  脱出臓器は   頭囲/腹囲>1  頭囲/腹囲<1
    嚢に覆わ    羊水腔に
    れている    露出
    1/4,000〜   0.006〜0.089
    7,000       /1,000
      ↓           ↓           ↓           ↓
   臍帯ヘルニア  腹壁破裂      FGR         FGR
                            （Ⅰ型,均衡型） （Ⅱ型,不均衡型）
                             染色体異常    胎盤機能不全
                             感染症
                             薬物曝露
```

スクリーニングと異常 B

ここが Point !

- ❗ AC が短い例は，胎児発育不全（FGR），腹腔内臓器の脱出を疑う
- ❗ AC 測定断面のみならず，臍帯刺入部まで連続して観察することにより欠損部が見出されることがある

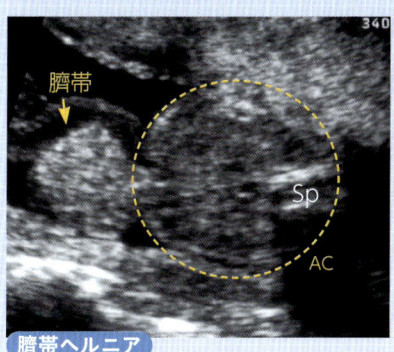

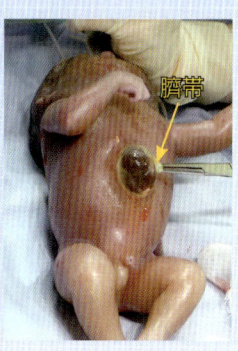

臍帯ヘルニア
- 脱出腸管は嚢胞内に存在する

臍帯ヘルニア	腹壁破裂
ヘルニア嚢あり 臍帯はヘルニア嚢の中にあり 実質臓器（肝，脾臓）も脱出 合併奇形率 60% 染色体異常を 30% 合併	ヘルニア嚢なし 臍帯の右に腹壁欠損部がある 腸管のみ脱出 消化管異常を 20〜40% に伴う 染色体異常はまれ

for beginners

➡ 経時的な変化や蠕動運動が診断の一助になる

➡ 副所見に注意：羊水過多は必発ではなく，空腸回腸閉塞以外は，合併奇形を有することも多い

3章 — 産科における超音波診断の実際

6 四肢

FL＞-2SD

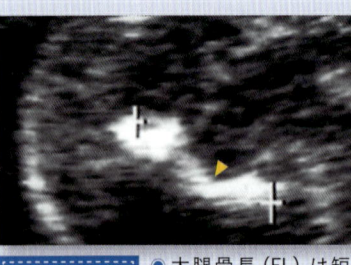

| タナトフォリック
骨異形成不全
FL計測
断面像 | ● 大腿骨長（FL）は短くないか（▲）：左図
● 胸部（肋骨）の低形成（▲）：右図 |

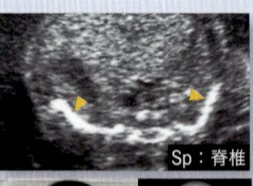

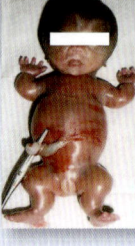

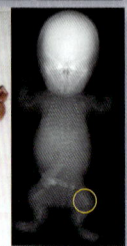

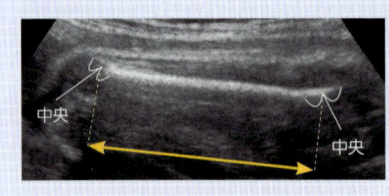

Sp：脊椎

中央　中央

正常像
● FLは水平に計測する（p.45参照）

◆ FL短縮例の留意点

1．短縮の程度：AC/FL等を参考に個人差やFGRを鑑別
2．短縮の部位：体幹に近い部位（上腕骨，大腿骨）と遠位の鑑別
3．骨折や弓状彎曲
4．骨化の程度と分布：均一か部分的か
5．頭蓋：頭蓋骨の形状（クローバー様）や水頭症の有無
6．胸郭の状態：肋骨の骨折と肺低形成の評価
7．多指症や四肢以外の合併奇形の検索

スクリーニングと異常 B

ここが Point !

- ❗ FL は水平に測定する
- ❗ FL の短縮している症例は，骨系統疾患の可能性がある
- ❗ 骨系統疾患は胸郭の低形成から肺低形成を惹起し，出生直後より重度の換気障害をきたす例もある

骨系統疾患の診断には MRI や胎児 CT も用いられる

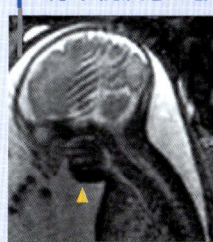

胎児 MRI（矢状断）
- 下顎低形成

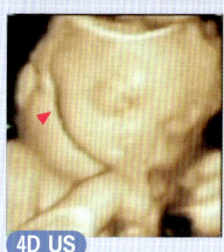

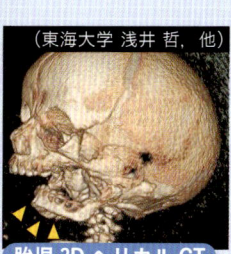

（東海大学 浅井 哲，他）

4D US
- 顔面横裂

胎児 3D ヘリカル CT
- 小顎症を伴う顔面横裂

for beginners

→ 近年，出生直後からの治療や対処により予後の改善が認められ，疾患名も変化しているため安易に説明せず，専門家の意見を求める
例：低フォスファターゼ症の酵素補充療法
　　致死性骨異形成症→タナトフォリック骨異形成不全

3章 — 産科における超音波診断の実際

7 脊椎
突出する病変なし—側彎なし

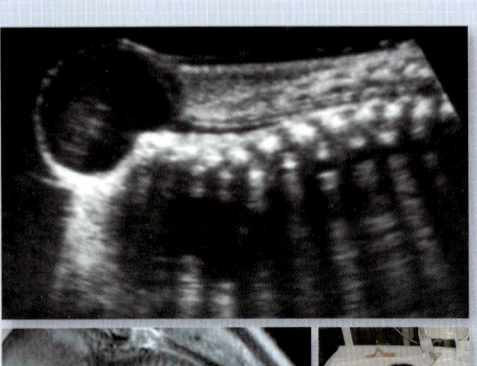

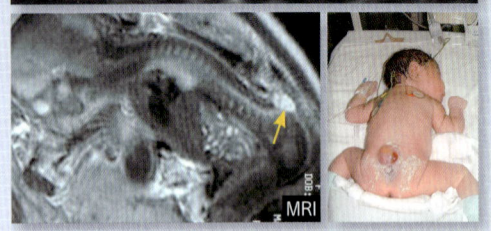

神経管欠損 (二分脊椎・髄膜瘤)	● 脊椎の背側から突出する病変か椎体骨の間隔の乱れ
矢状断像	● MRI が有効．矢印は病変

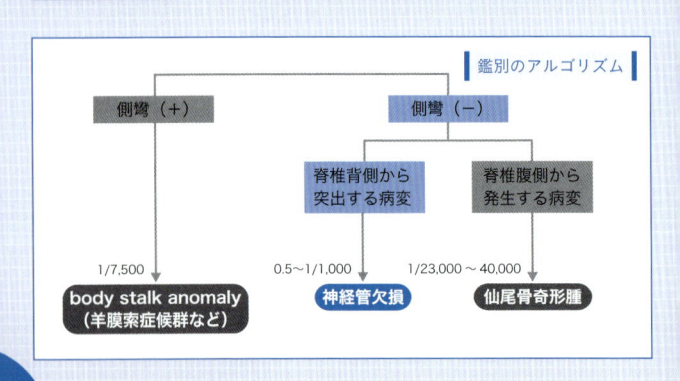

鑑別のアルゴリズム

- 側彎（+）
  - 1/7,500
  - **body stalk anomaly**（羊膜索症候群など）
- 側彎（−）
  - 脊椎背側から突出する病変
    - 0.5〜1/1,000
    - **神経管欠損**
  - 脊椎腹側から発生する病変
    - 1/23,000〜40,000
    - **仙尾骨奇形腫**

スクリーニングと異常 B

ここが Point！

- 脊椎の観察は，矢状断で行う
- 妊娠経過とともに増大する例もあるため，経時的に観察する

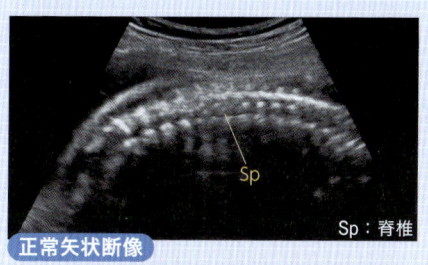

正常矢状断像
Sp：脊椎

- 凹凸なし，側彎なく，突出するものなし

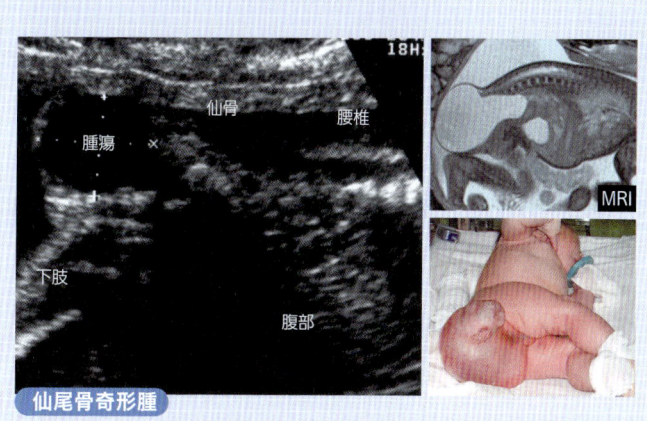

仙尾骨奇形腫
（腫瘍，仙骨，腰椎，下肢，腹部，MRI）

for beginners

→ 一度は，頸椎から仙椎まで観察する

→ 腫瘍性病変が観察されずとも，椎体の間隔や骨化の不整が参考になる

3章 産科における超音波診断の実際

8 胎児付属物（羊水）
① 2 cm＜MVP＜8 cm

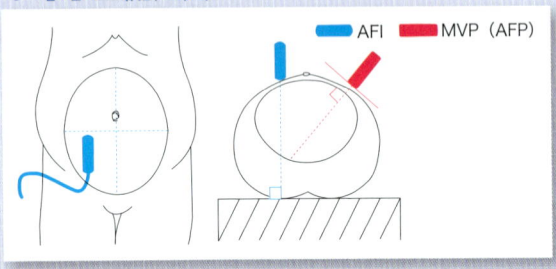

羊水量測定法

- AFI：子宮を4分割し，地球に垂直に計測する（5 cm＜AFI＜20 cm）
- MVP（AFP）：最も羊水の多い1か所で，子宮に垂直に計測（2 cm＜MVP＜8 cm）

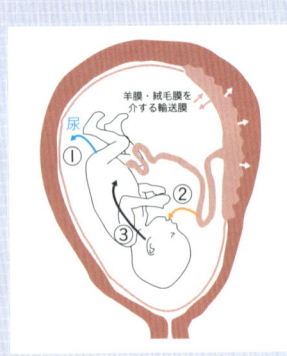

羊水過少
- 前期破水
- 尿産生の減少
  胎盤機能不全，胎児状態悪化
- 閉塞性尿路疾患

羊水過多
① 尿産生増加：糖尿病，胎児水腫，胎盤腫瘍
② 嚥下障害：中枢神経疾患，筋・骨格疾患
③ 吸収障害：消化管閉塞

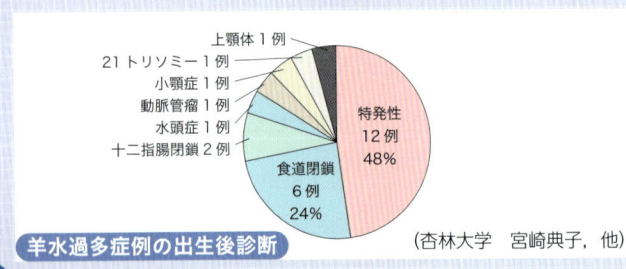

羊水過多症例の出生後診断

- 特発性 12例 48%
- 食道閉鎖 6例 24%
- 十二指腸閉鎖 2例
- 水頭症 1例
- 動脈管瘤 1例
- 小顎症 1例
- 21トリソミー 1例
- 上顎体 1例

（杏林大学　宮崎典子，他）

スクリーニングと異常 B

ここが Point！

- ❗ 羊水量の評価は，羊水最大深度 MVP (AFP) と羊水インデックス法 (AFI) がある
- ❗ AFI のほうが再現性に優れる

◆ 羊水過小，過多の要因

要因	羊水過少	羊水過多
母体	前期破水 薬剤投与 　(解熱鎮痛薬，ACE阻害薬)	糖尿病合併妊娠，妊娠糖尿病，血液型不適合妊娠，先天性代謝異常 (Gaucher病，ガングリオシドーシス，ムコ多糖症など)
胎児	胎盤機能不全，胎児状態悪化 閉塞性尿路疾患	尿産生増加 　胎児水腫，胎盤腫瘍，多胎妊娠 (双胎間輸血症候群) 嚥下障害 　中枢神経疾患 (無脳症，髄膜瘤，水頭症) 　筋疾患 (筋ジストロフィー) 　骨系統疾患 (四肢短縮症，小顎症) 吸収・通過障害 　消化管閉塞，臍帯ヘルニア，腹壁破裂，CDH その他 　染色体異常，CDH

for beginners

➡ 妊娠中期以降の羊水は，ほぼ胎児尿からなる．産生と吸収のバランスの異常が羊水量の異常となる

➡ 羊水過少の最も多い原因は破水である．帯下の増加が破水であることもよく経験する

➡ 羊水過多の原因の約半数は特発性である．必ずしも病気とは限らない

3章 — 産科における超音波診断の実際

8 胎児付属物（臍帯）
② 臍帯動脈は 2 本

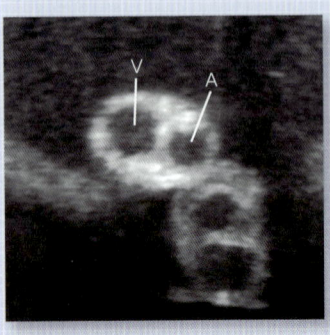

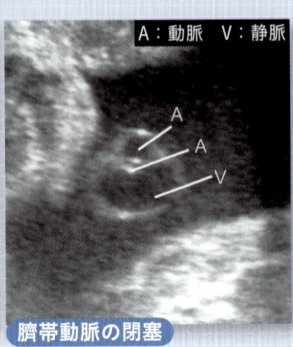

A：動脈　V：静脈

臍帯動脈の閉塞

単一臍帯動脈

臍帯短軸断面像

- 50%に染色体異常，合併奇形の報告がある
- 正常な断面は「ミッキー」，「ニコちゃん」マーク様

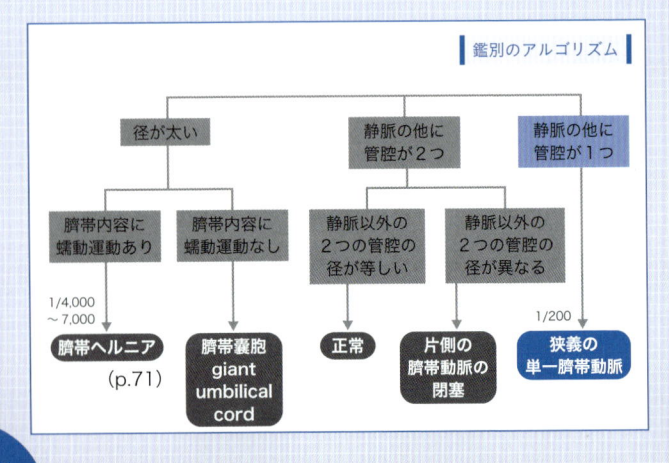

鑑別のアルゴリズム

- 径が太い
  - 臍帯内容に蠕動運動あり → **臍帯ヘルニア** (p.71)　1/4,000〜7,000
  - 臍帯内容に蠕動運動なし → **臍帯嚢胞 giant umbilical cord**
- 静脈の他に管腔が2つ
  - 静脈以外の2つの管腔の径が等しい → 正常
  - 静脈以外の2つの管腔の径が異なる → **片側の臍帯動脈の閉塞**
- 静脈の他に管腔が1つ → **狭義の単一臍帯動脈**　1/200

スクリーニングと異常 B

ここが Point !

- 単一臍帯動脈は，染色体異常や生殖器疾患，CHD 等の合併奇形を有する可能性を示す
- 妊娠初期から一方の臍帯動脈が欠損している例と，妊娠経過中に閉塞する例がある

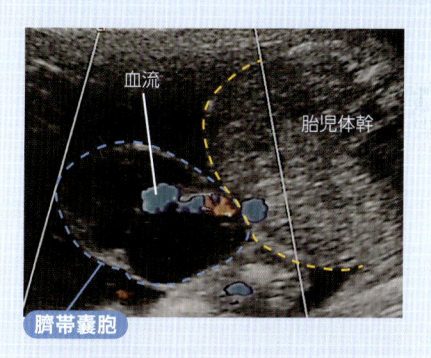

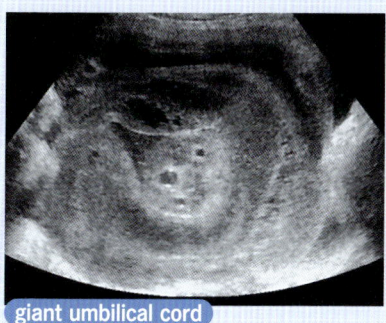

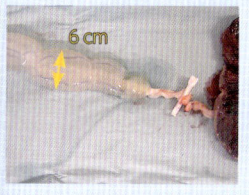

臍帯囊胞（血流／胎児体幹）

giant umbilical cord

6 cm

for beginners

→ カラードプラ法を用い，膀胱側方の血管本数を観察する方法は，見誤ることが少なく，片側の臍帯動脈閉塞例も診断可能である

79

3章 産科における超音波診断の実際

9 胎盤
① 厚さの異常—胎盤早期剝離

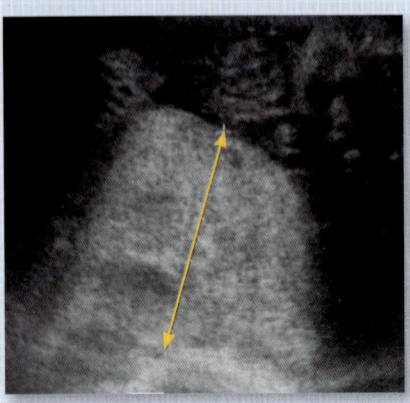

胎盤早期剝離 経腟超音波像

● 発症早期:胎盤と等輝度像を呈し,胎盤が肥厚しているように見える

◆ 常位胎盤早期剝離の症状

症状	頻度(%)
性器出血	78
子宮の圧痛,背部痛	66
NRFS(一過性徐脈,基線細変動消失)	60
早産徴候	22
頻回の子宮収縮	17
過強陣痛	17
子宮内胎児死亡	15

◆ 早剝の危険因子

妊娠高血圧症候群
切迫早産
前期破水
外傷(交通事故)
早剝既往 10倍
胎児発育不全
喫煙
麻薬

● 産科医療補償制度再発防止委員会報告でも20例中11例が切迫早産と臨床的に診断されている

スクリーニングと異常 B

ここが Point !

- 時間の経過と剥離面積が予後を決定する．発症から 180 分以上，剥離面積 50% 以上で胎児死亡の確率が上昇する
- 危険因子をあらかじめ抽出しておき，早剥の可能性を念頭におく
- 早期診断の超音波検査の感度は高くなく，NST（ノンストレステスト）や血液検査の異常も呈さない例がある

胎盤後血腫の経時的変化

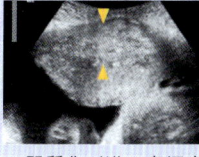

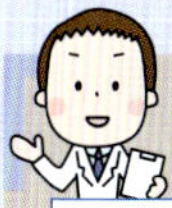

- 器質化が進み高輝度像を呈す 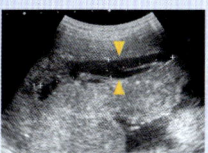
- 線溶が進行し低輝度像に変化 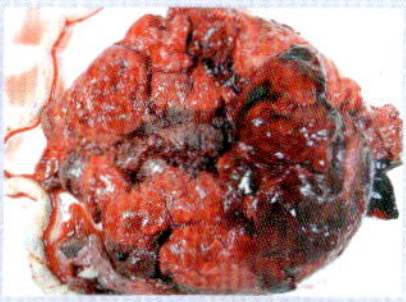
- 胎盤に血腫が付着している

for beginners

➡ 早剥を見逃さないポイント

1. 早剥＝胎盤後血腫（胎盤後方のエコーフリースペース）という既成観念を捨てる
2. 大きな胎盤後血腫があるときは，胎児状態は非常に悪化している（子宮内胎児死亡を含む）
3. 説明のつかない腹痛や NST 異常に注意
4. 血腫の超音波像は，経時的に変化し，発症早期は，辺縁や胎盤肥厚像（5.5 cm 異常 / 妊娠週数 + 10 mm）として認められる

3章 — 産科における超音波診断の実際

9 胎盤
② 位置の異常 — 前置胎盤, 前置血管

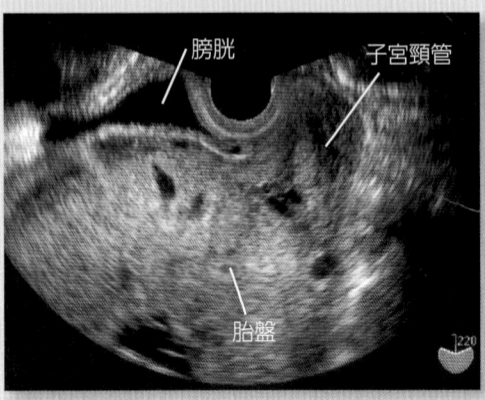

(画像: 膀胱, 子宮頸管, 胎盤のラベル付き超音波像)

前置胎盤
妊娠 28 週
経腟超音波像

- 胎盤が子宮下部に付着して内子宮口の一部, または全部が覆われた状態
- 組織学的内子宮口 (p.85 参照) が完全に胎盤に覆われている例 (組織学的内子宮口から胎盤辺縁 ≧ 2 cm) を全前置胎盤, 一部が覆われている例 (同 2 cm 未満) を部分前置胎盤, 胎盤辺縁が内子宮口にある例 (同 ≒ 0 cm) を辺縁前置胎盤に分類する
- 低置胎盤は, 胎盤辺縁から組織学的内子宮口までを 2 cm 以内を目安とする
- 全妊娠の約 0.5% に認められる

◆ 前置胎盤の危険因子

経産婦
頻回妊娠
母体高年齢
帝王切開を含む子宮内操作

ここが Point！

❗ 子宮峡部が伸展する 24 週以降に確定診断する：子宮下部の収縮との鑑別は，経時的な観察や pressure test (p.85 参照) が有効

❗ 子宮頸管長短縮例や胎盤辺縁の無エコー域が組織学的内子宮口を覆う例，胎盤辺縁の肥厚例は緊急手術や大量出血との関連が報告されている

前置血管

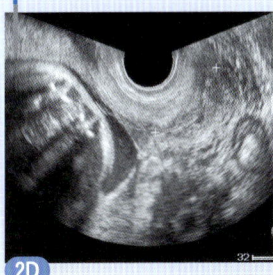

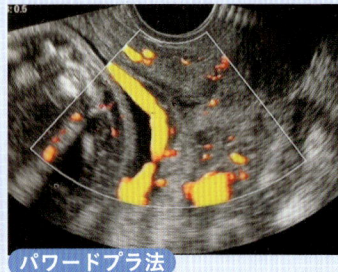

2D

パワードプラ法

- 分葉や副胎盤を有する例は胎盤間の前置血管に注意する，パワードプラ法が有効である

for beginners

→ 前置胎盤は，胎盤実質辺縁の静脈洞を胎盤に含めて内子宮口からの距離を計測する

→ 前置胎盤の分類によって周産期管理は変わらない

→ 前置胎盤の5～10％に癒着胎盤を合併する．帝王切開既往の患者が前置胎盤を合併した場合，癒着胎盤である確率は，既往帝王切開が1回の場合24％，2回47％，4回67％と増加する

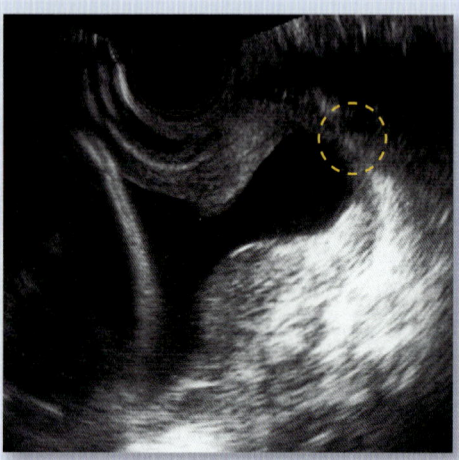

3章 産科における超音波診断の実際

10 子宮頸管

子宮頸管無力症
妊娠18週
経腟超音波像

- funneling と呼ばれる漏斗状の内子宮口の開大と胎胞の形成が認められる
- 頸管長はほぼ計測できない（破線）

◆ 早産の危険因子

- 早産の既往歴
- やせ（BMI＜20）
- 未妊健
- 母体年齢
  ＜18歳，＞40歳
- 重労働
- ストレス
- 喫煙
- Hb＜10 g/dL
- 細菌尿
- 性器感染症
- 過度の子宮収縮
- 子宮口開大，頸部の展退
- 頸管無力症
  ① 先天的な子宮頸管の低形成：子宮奇形，diethyl-stilbestrol の曝露
  ② 子宮頸管の拡張操作既往：流産手術，頸管裂傷，鉗子分娩や骨盤位分娩の既往
  ③ 円錐切除術

スクリーニングと異常 **B**

> ### ここがPoint！
>
> ❗ 最も短い子宮頸管を測定することで早産の診断精度が上昇する：pressure test（努責をかけさせる，恥骨上部を圧迫し子宮頸管を観察）

子宮頸管長の測定

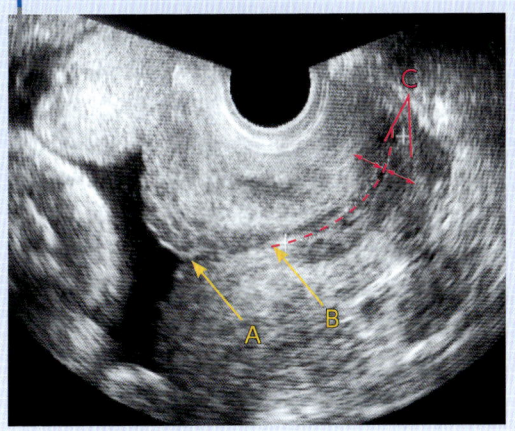

● A：解剖学的内子宮口，B：組織学的内子宮口，C：子宮頸管腺領域，破線：子宮頸管

for beginners

➡ 子宮頸管長のスクリーニングとしては以下の2回で十分との報告がある
- 解剖学的内子宮口が開大する妊娠20週前後
- 子宮容積が急激に増大する妊娠30週前後

➡ 子宮頸管腺領域の消失は頸管熟化の可能性が高い

3章 — 産科における超音波診断の実際

1 胎児血流計測

MCA（中大脳動脈）の血流測定

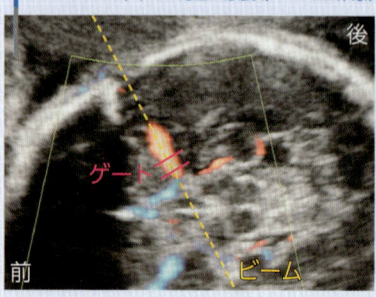

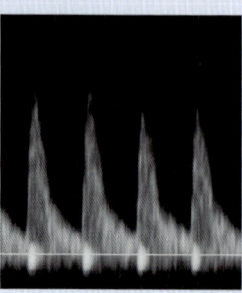

前 / 後 / ゲート / ビーム

MCA の同定

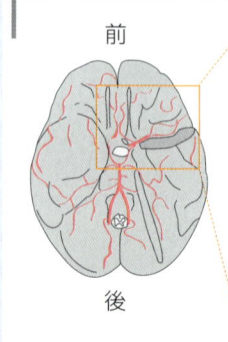

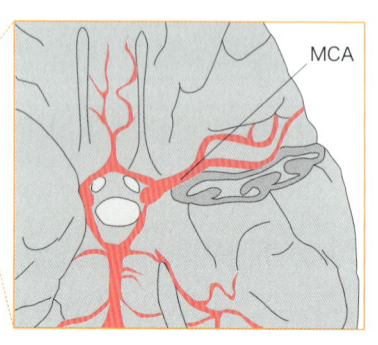

前 / 後 / MCA

胎児 well-being の評価 C

ここが Point！

- ❗ NST（胎児心拍数陣痛図）に比し，胎児血流計測は早期から評価可能（妊娠 16 週から）
- ❗ 臨床指標値（PI，RI）と波形で評価する
- ❗ 胎児の娩出に対してのエビデンスはない

波形の異常

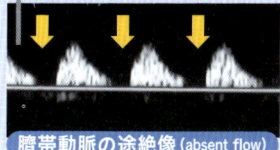

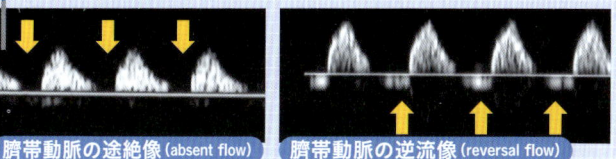

臍帯動脈の途絶像 (absent flow)　　**臍帯動脈の逆流像 (reversal flow)**

- UmA（臍帯動脈）の途絶・逆流：胎児への経胎盤性酸素供給の減少
- 胎児 / 新生児死亡：途絶像を認めた児で 4 倍，逆流像を認めた児で 10 倍
- 神経学的後遺症 18%

臨床指標値

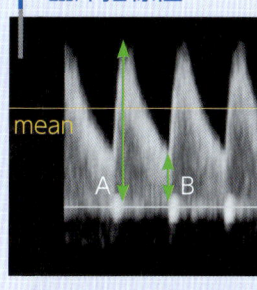

$$PI = \frac{A-B}{mean (AとBの平均値)}$$

$$RI = \frac{A-B}{A}$$

- PI 上昇＝いわば "血管抵抗の上昇" である．拡張期（B）が低下すると PI が上昇する

for beginners

➡ ビームを血管と平行に

➡ ゲートも十分な大きさに

3章 ─ 産科における超音波診断の実際

部位別胎児血流計測の意義

- UmA PI：胎盤の循環抵抗を反映
  FGRやPIH（妊娠高血圧症候群）で上昇
  健常児は絨毛の発達＝週数とともに低下
- MCA PI：脳血管抵抗を反映
  低酸素症では血管が拡張し低下
- UmA＞MCA：brain sparing effect 血流再分配
  胎児機能不全発生予知の cut off 値は，
  UmA/MCA＞1.1

胎児血流モニタリングの発展

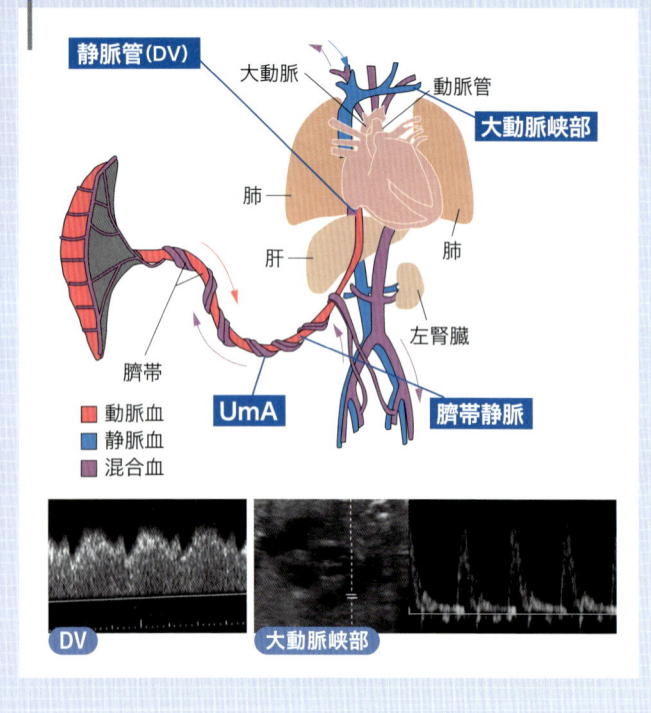

静脈管(DV)
大動脈
動脈管
大動脈峡部
肺
肝
肺
左腎臓
臍帯
UmA
臍帯静脈

動脈血
静脈血
混合血

DV
大動脈峡部

胎児 well-being の評価 C

MCA-PSV（中大脳動脈収縮期最高血流速度）

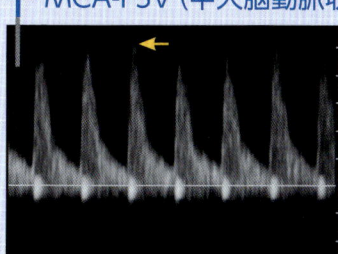

- 上昇時（妊娠週数の2倍程度）は中等度以上の胎児貧血を疑う
- 胎児貧血の精査目的の胎児採血が減少した

FGR児のバイオフィジカルパフォーマンスの変化

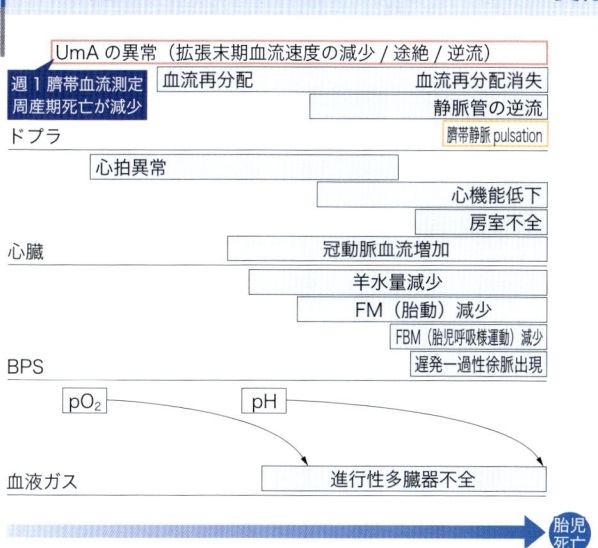

	UmAの異常（拡張末期血流速度の減少／途絶／逆流）	
週1臍帯血流測定 周産期死亡が減少	血流再分配	血流再分配消失
		静脈管の逆流
ドプラ		臍帯静脈 pulsation
	心拍異常	
		心機能低下
		房室不全
心臓	冠動脈血流増加	
	羊水量減少	
	FM（胎動）減少	
		FBM（胎児呼吸様運動）減少
BPS		遅発一過性徐脈出現
	pO_2 ↓ pH ↓	
血液ガス	進行性多臓器不全	胎児死亡

3章 — 産科における超音波診断の実際

2 BPS (biophysical profile scoring)

- 胎児 well-being の評価方法として，NST（胎児心拍数陣痛図）が最も頻用されているが，胎児情報は心拍数のみであるため，偽陽性率（結果が異常であったにもかかわらず，新生児に異常がない確率）が高い
- 偽陽性の原因：未熟性，睡眠サイクル，薬剤（鎮静剤，麻酔薬，子宮収縮抑制剤：マグネシウム，リトドリン）

◆ BPS

観察項目	正常（2点）
NST	20〜40分の観察で，15 bpm以上かつ15秒以上の一過性頻脈が2回以上
FBM（胎児呼吸様運動）*	30分間の観察で，30秒以上持続する胎児呼吸様運動が1回以上認められる
FM（胎動）*	30分間の観察で，胎児体幹や四肢の運動を3回以上認める（連続した運動は1回と数える）
筋緊張*	30分間の観察で，四肢の伸展とそれに引き続く屈曲運動，もしくは手の開閉運動を1回以上認める
羊水量	MVP（羊水ポケット p.76）が2 cmを超える

- *：低酸素状態や疾病をもった胎児における中枢神経系の活動の表現として評価
- 胎児尿量減少に起因して羊水減少をきたすことを，慢性的な胎児のストレスの表現として評価
- 各項目の正常を2点とし，合算する

胎児 well-being の評価 C

◆ BPS に基づく胎児管理

BPS 点数	"仮死"のリスク UmA pH<7.25 (%)	放置時の1週間以内胎児死亡率(/1,000)	管理方法
10 8 (羊水正常) 8/8 (NST なし)	0	0.565	通常
8 (羊水過少)	5〜10?	20〜30	37 週〜遂娩，〜36 週 BPS 2/週
6 (羊水正常)	10	50	37 週〜遂娩 〜36 週 24h 以内再検，≦6 で遂娩
6 (羊水過少)	>10?	>50	32 週〜遂娩 〜32 週 毎日 BPS
4 (羊水正常)	36	115	
4 (羊水過少)	>36	>115	妊娠 26 週以降　遂娩
2 (羊水正常)	73	220	
2 (羊水過少)	>73	>220	
0	100	550	

UmA pH：臍帯動脈血液ガス pH

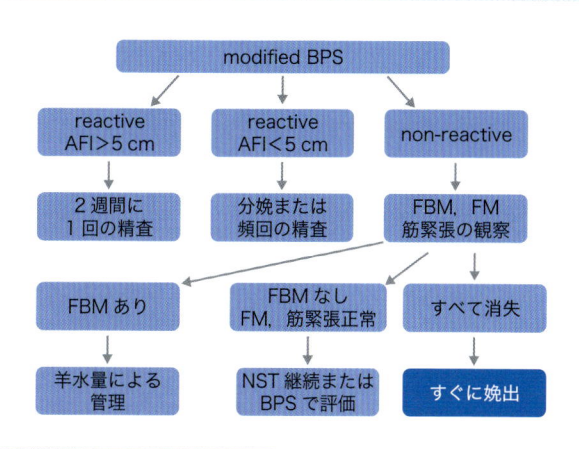

```
                    modified BPS
          ┌─────────────┼─────────────┐
    reactive         reactive       non-reactive
    AFI>5 cm        AFI<5 cm
       │               │               │
   2 週間に         分娩または       FBM, FM
   1 回の精査       頻回の精査       筋緊張の観察
                                        │
   ┌────────────────┬──────────────────┤
 FBM あり        FBM なし          すべて消失
                 FM, 筋緊張正常
   │                │                  │
 羊水量による     NST 継続または    すぐに娩出
 管理            BPS で評価
```

modified BPS による胎児管理

- BPS は時間を要するため，週 2 回の NST と AFI（羊水インデックス）測定のみを行う modified BPS が提唱された

3章 — 産科における超音波診断の実際

3 分娩時

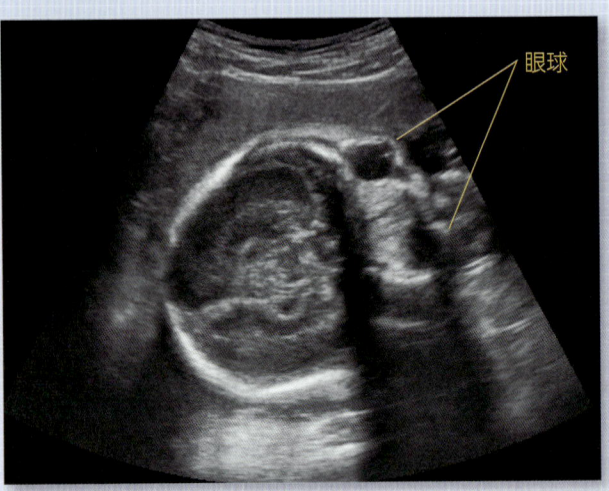

眼球

● 回旋の確認ができる

分娩時

胎児
水平断像

水平断

回旋時の抽出断面

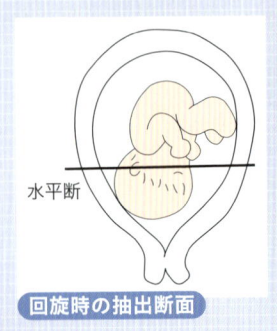

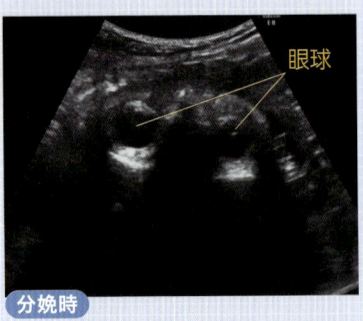

眼球

分娩時

● 児頭下降時，頭蓋内構造はわかりにくい．眼球の位置で診断する

胎児 well-being の評価 C

ここが Point！

> ❗ 分娩進行が悪いときや胎児心拍数の異常が認められた場合，超音波検査が有効なときがある

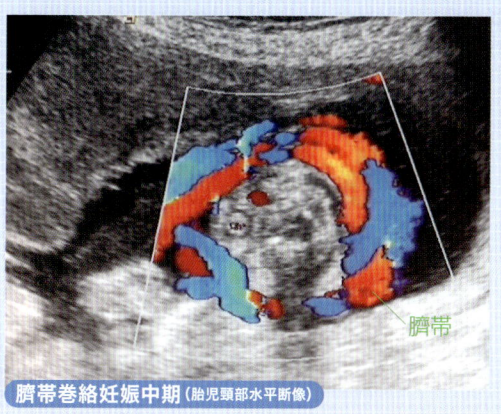

臍帯巻絡妊娠中期（胎児頸部水平断像）
- カラードプラが有効

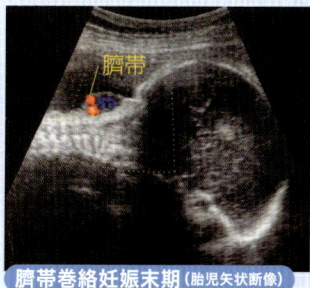

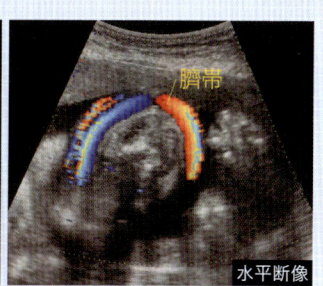

臍帯巻絡妊娠末期（胎児矢状断像） 水平断像
- 頸部周囲に血流があり臍帯巻絡が確認できる

for beginners

➡ 臍帯巻絡は，頸部より四肢のほうが重篤な結果を起こすことがある

巻末資料

①胎児形態異常スクリーニングチェックシート

本書3章			妊娠20週 (月 日)	妊娠30週 (月 日)
A-5	発育 (FGRの否定)	EFW> −1.5 SD/6 パーセンタイル	☐	☐
B-1	頭部 ①形 ②midline echo ③10 mm ルール	円形，突出する病変なし midlineが連続している 側脳室・CM<10 mm	Yes (正常) ☐ ☐ ☐	Yes (正常) ☐ ☐ ☐
B-2	顔面	唇裂がない	☐	☐
B-3	胸部	心臓以外の低エコーなし	☐	☐
B-4	心臓 ①内臓正位 　4 ch view ②3 vessel view 　3 vessel trachea view	胃と同側に心臓がある 位置，軸，大きさのバランス P>A>S, V shape	☐ ☐ ☐	☐ ☐ ☐
B-5	腹部 ①胃と膀胱 ②腹囲 (AC)	胃と膀胱以外の囊胞像なし AC >−2 SD	☐ ☐	☐ ☐
B-6	四肢 (FL)	FL >−2 SD	☐	☐
B-7	脊椎	突出する病変なし 側彎なし	☐ ☐	☐ ☐
B-8	胎児付属物 ①羊水 ②臍帯	2 cm<MVP<8 cm 臍帯動脈は2本	☐ ☐	☐ ☐

施行者 (　　　　) (　　　　)

❗Yes が全て満たされないとき→精査へ

for beginners

➡ スクリーニング後の精査体制を構築する

➡ 見落としを振り返ることができるようにすることが重要

②超音波所見と疑われる疾患スクリーニング項目対比表

◆ 頭部の異常所見と疑われる疾患

超音波所見		おもな疾患
頭蓋骨の欠損		無脳児
後頭部に突出する腫瘤性病変		脳瘤,無頭蓋症
頭蓋の変形	クローバー様	タナトフォリック骨異形成不全,異数体
	レモンサイン	Arnold-Chiari 奇形,脊髄髄膜瘤
midline echo の断裂		全前脳胞症,Galen 静脈瘤
側脳室三角部の拡大		脳室拡大,水頭症
CM (大槽)	拡大	小脳萎縮 小脳低形成 (Dandy-Walker synd.)
	消失	Arnold-Chiari 奇形,脊髄髄膜瘤

◆ 4ch view の異常所見と疑われる疾患

超音波所見		おもな疾患
心臓と胃胞の位置	両方右	内臓逆位 (CHD の可能性あり)
	互いに異なる	内臓錯位 (無脾症候群,多脾症候群)
位置		胸郭内占拠性病変
軸	極端な左向さ	Fallot 四徴症,両大血管右室起始
	正面向き	修正大血管転位
心臓が大きい		心不全,CHD の多く
左右の大きさのバランス	右室が小さい	肺動脈狭窄,三尖弁狭窄 Ebstein 奇形
	左室が小さい	大動脈縮窄,大動脈弁狭窄 僧帽弁狭窄
	左房が小さい	総肺静脈還流異常症

◆ 大血管の異常所見と疑われる疾患

超音波所見		おもな疾患
3 vessel view	APSの順に並ぶ	修正大血管転位
	APSが直線上に並ばない	Fallot四徴症 両大血管右室起始, 大血管転位
	径がP>A>Sではない	肺動脈閉鎖/狭窄 大動脈閉鎖/狭窄
3 vessel trachea view	辺の太さが異なる	肺動脈閉鎖/狭窄 大動脈閉鎖/狭窄
	V shapeにならない	右大動脈弓, 重複大動脈

③心臓の超音波スクリーニングに適した設定条件

- 周波数：妊娠20週前半まで　5〜7.5 MHz
  　　　　以降や肥満母体例, 羊水過多例　2〜5 MHz
- フレームレート(1秒間に作る画像の枚数)：20/秒以上
- ズーム (Depth)：心臓が画面の1/2〜1/3に
- スロー再生 (Cine-loop)：心室中隔欠損や弁疾患に有効

※胎児心臓用のpresetをボタン一つで変更できるよう業者に設定してもらうのがベスト

④本書で使用される略語一覧

用語	欧文	和文
AC	abdominal circumference	腹囲
AFI	amniotic fluid index	羊水インデックス
BPD	biparietal diameter	大横径
BPS	biophysical profile scoring	
CDH	congenital diaphragmatic hernia	先天性横隔膜ヘルニア
CHD	congenital heart disease	先天性心疾患
CM	cisterna magna	大槽
CRL	crown-rump length	頭殿長
DD	dichorionic diamniotic	2絨毛膜2羊膜
DV	ductus venosus	静脈管
EFW	estimated fetal weight	推定児体重
FBM	fetal breathing movement	胎児呼吸様運動
FGR	fetal growth restriction	胎児発育不全
FL	femur length	大腿骨長
FM	fetal movement	胎動
FSH	follicle stimulating hormone	卵胞刺激ホルモン
GS	gestational sac	胎嚢
HC	head circumference	頭囲
LH	luteinizing hormone	黄体化ホルモン
MCA	middle cerebral artery	中大脳動脈
MD	monochorionic diamniotic	1絨毛膜2羊膜
MM	monochorionic monoamniotic	1絨毛膜1羊膜
MVP	maximum vertical pocket	羊水ポケット
NST	non-stress test	ノンストレステスト(胎児心拍数陣痛図)
NT	nuchal translucency	
OHSS	ovarian hyperstimulation syndrome	卵巣過剰刺激症候群
PID	pelvic inflammatory disease	骨盤内炎症性疾患
PIH	pregnancy induced hypertension	妊娠高血圧症候群
PSV	peak systolic velocity	収縮期最高血流速度
SHG	sonohysterography	
TA-US	transabdominal ultrasonography	経腹超音波断層法
TV-US	transvaginal ultrasonography	経腟超音波断層法
UmA	umbilical artery	臍帯動脈

⑤子宮奇形の分類（米国不妊学会）

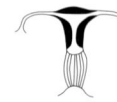

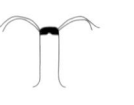

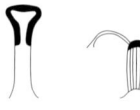

I 型：発育不全あるいは欠損

a. 腟型　　b. 頸管型　　c. 子宮底部型　　d. 卵管型　　e. 複合型

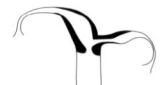

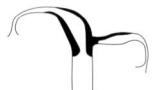

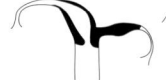

II 型：単角子宮

a. 副角内膜と交通　　b. 副角内膜と交通なし　　c. 副角に内腔なし　　d. 副角なし

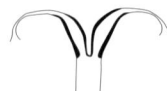

III 型：重複子宮

IV 型：双角子宮

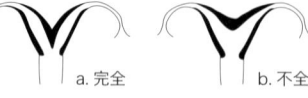

a. 完全　　b. 不全

V 型：中隔子宮

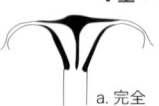

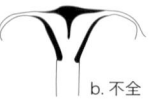

a. 完全　　b. 不全

VI 型：弓状子宮

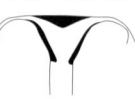

VII 型：DES 関連（T 型子宮）

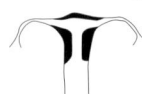

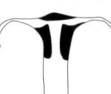

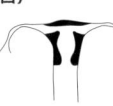

(The American Fertility Society: The American Fertility Society classifications of adnexal adhesions, distal tubal occlusion, tubal occlusion secondary to tubal ligation, tubal pregnancies, müllerian anomalies and intrauterine adhesions. Fertil Steril 49: 944-955, 1988 を参考に作成)

索引

欧文

A・B・C
absent flow　*87*
AC　*45*
ACOG　*23, 39*
AFI　*76*
apical view　*67*
BPD　*44, 51, 53*
BPS　*90*
CCAM　*59*
CDC ガイドライン　*32*
CDH　*43, 58, 61*
CHD　*43, 61, 79*
CM　*55*
CRL　*38, 42*

D・E・F
DD twin　*40*
Depth　*6*
double cyst sign　*68*
DV　*88*
EFW　*44, 46*
Fallot 四徴症　*61*
FBM　*90*
feeding artery　*29*
FGR　*46, 71, 89*
FL　*45, 72*
FM　*90*
Focus　*5*

FSH　*13*
funneling　*84*

G・H・J
Gain　*7*
Galen 静脈瘤　*52*
giant umbilical cord　*79*
GS　*28, 38*
HC　*46*
Jarcho の分類　*25*
JSUM の式　*44*

L・M・N
lateral view　*67*
LH　*13*
MCA　*86*
MD twin　*40*
midline　*52*
modified BPS　*91*
modified Shinozuka の式
　　　　　　　　　　44
MVP　*76, 90*
NST (non-stress test)
　　　　　　　　81, 87, 90
NT　*42*

O・P
OHSS　*20*
PI　*87*

PID *32*
pole *39*
pressure test *83, 85*
pseudo GS *39*
PSV *89*

R・S・T
reversal flow *87*
RI *87*
SHG (sonohysterography) *14, 15*
soft maker *43*
TA-US *2*
TV-US *2*

U・V・W
U shape *66*
UmA *88*
V shape *65, 66*
white ring echo *38*

Y・Z
yolk sac *39*
Zoom *6*

和 文

あ行
異所性妊娠 *28*
イチゴ様 *51*
一卵性双胎 *41*

か行
回旋 *92*
下腹部痛 *26*
カラードプラ法 *29, 52, 79, 93*
冠状断 *56*
顔面横裂 *73*
偽胎嚢 *39*
空腸回腸閉塞 *69*
経腟走査法 *2*
経腹走査法 *2*
月経期 *12*
口蓋裂 *57*
後頭部髄膜瘤 *51*
骨盤内炎症性疾患 *32*

さ行
臍帯巻絡 *93*
臍帯動脈 *88*
臍帯嚢胞 *79*
臍帯ヘルニア *71*
子宮奇形 *24, 100*
子宮鏡 *15*
子宮筋腫 *14*
子宮頸管長 *85*
子宮頸管無力症 *84*
子宮頸部 *10*
子宮腺筋症 *16*
子宮体癌 *22*
子宮体部 *10*
子宮内膜 *10, 12*
子宮内膜癌 *22*
子宮内膜症 *16*

索引

子宮内膜症性嚢胞　*17, 31*
子宮内膜ポリープ　*14*
修正大血管転位　*65*
十二指腸閉塞　*68*
出血性黄体嚢胞　*34*
静脈管　*88*
神経管欠損　*74*
心室中隔欠損　*67, 98*
新生児遷延性肺高血圧症　*62*
唇裂　*56*
推定児体重　*44, 46*
水頭症　*51, 55*
水尿管症　*69*
髄膜瘤　*74*
性器出血　*26*
脊髄髄膜瘤　*50*
前額断面　*11*
染色体異常　*43, 79*
全前脳胞症　*53, 55*
前置血管　*83*
前置胎盤　*82*
先天性横隔膜ヘルニア
　　　　　　43, 58, 61
先天性心疾患　*43*
先天性嚢胞状腺腫様肺奇形　*59*
仙尾骨奇形腫　*75*
増殖期　*12*
総肺動脈還流異常症　*62*
側脳室三角部　*54*

た行
大横径　*44*
胎芽　*39*
胎児 3D ヘリカル CT　*73*
胎児胸水　*59*
胎児呼吸様運動　*90*
胎児心拍数心電図　*87*
胎児発育不全　*46, 71*
大槽　*54*
大腿骨長　*45, 72*
胎動　*90*
大動脈峡部　*88*
大動脈閉鎖　*65*
胎嚢　*28, 38*
胎盤後血腫　*81*
胎盤早期剥離　*80*
ダグラス窩　*10*
タナトフォリック骨異形成不全
　　　　　　72
単一臍帯動脈　*78*
中大脳動脈　*86*
チョコレート嚢胞　*17*
帝王切開瘢痕部妊娠　*29*
低フォスファターゼ症　*73*
頭囲　*46*
頭殿長　*38*

な行
内臓錯位　*60*
内臓正位　*60*
二分脊椎　*74*
脳室拡大　*54*
嚢胞像　*69*

は行

パワードプラ法 *62, 83*
皮様嚢腫 *19, 31*
腹囲 *45*
副腎出血 *69*
腹壁破裂 *70*
プローブ *4, 64, 67*
分泌期 *12*
分娩 *92*
米国産婦人科学会 *23*
米国不妊学会 *100*
膀胱充満法 *3*
房室中隔欠損 *62*

ま行

膜性診断 *41*
右大動脈弓 *66*

や行

羊水インデックス *77*
羊水過少 *76*
羊水過多 *69, 76*

ら行

卵黄嚢 *39*
卵管留膿症 *32*
卵巣癌 *18*
卵巣出血 *34*
卵巣腫瘍 *17, 18*
卵巣腫瘍茎捻転 *30*
卵巣嚢腫 *69*
卵胞 *12*
両大血管右室起始 *65*
臨床指標値 *87*
レモンサイン *50*

数字

1絨毛膜2羊膜双胎 *40*
2絨毛膜1羊膜双胎 *40*
3 vessel trachea view *64*
3 vessel view *64*
3D US *15, 25*
4ch view *61, 64*
4D US *73*
18トリソミー *51*

- **JCOPY** 〈(社)出版者著作権管理機構 委託出版物〉
  本書の無断複写は著作権法上での例外を除き禁じられています．複写される場合は，そのつど事前に，(社)出版者著作権管理機構（電話 03-3513-6969, FAX03-3513-6979, e-mail：info@jcopy.or.jp）の許諾を得てください．
- 本書を無断で複製（複写・スキャン・デジタルデータ化を含みます）する行為は，著作権法上での限られた例外（「私的使用のための複製」など）を除き禁じられています．大学・病院・企業などにおいて内部的に業務上使用する目的で上記行為を行うことも，私的使用には該当せず違法です．また，私的使用のためであっても，代行業者等の第三者に依頼して上記行為を行うことは違法です．

現場でチラ見 産婦人科エコー

ISBN978-4-7878-2163-8

2015年3月30日 初版第1刷発行

著　　者	谷垣伸治
発　行　者	藤実彰一
発　行　所	株式会社　診断と治療社
	〒100-0014　東京都千代田区永田町2-14-2
	山王グランドビル4階
	TEL：03-3580-2750（編集）
	03-3580-2770（営業）
	FAX：03-3580-2776
	E-mail：hen@shindan.co.jp（編集）
	eigyobu@shindan.co.jp（営業）
	URL：http://www.shindan.co.jp/
印刷・製本	永和印刷　株式会社

© Shinji TANIGAKI, 2015. Printed in Japan.　　　　　　　　　　[検印省略]
乱丁・落丁の場合はお取り替えいたします．